英國療傷心理師獻給女人最強大堅定的支持

生命的邊緣

The Brink of Being

茱莉亞・布埃諾
Julia Bueno
著

謝明珊
譯

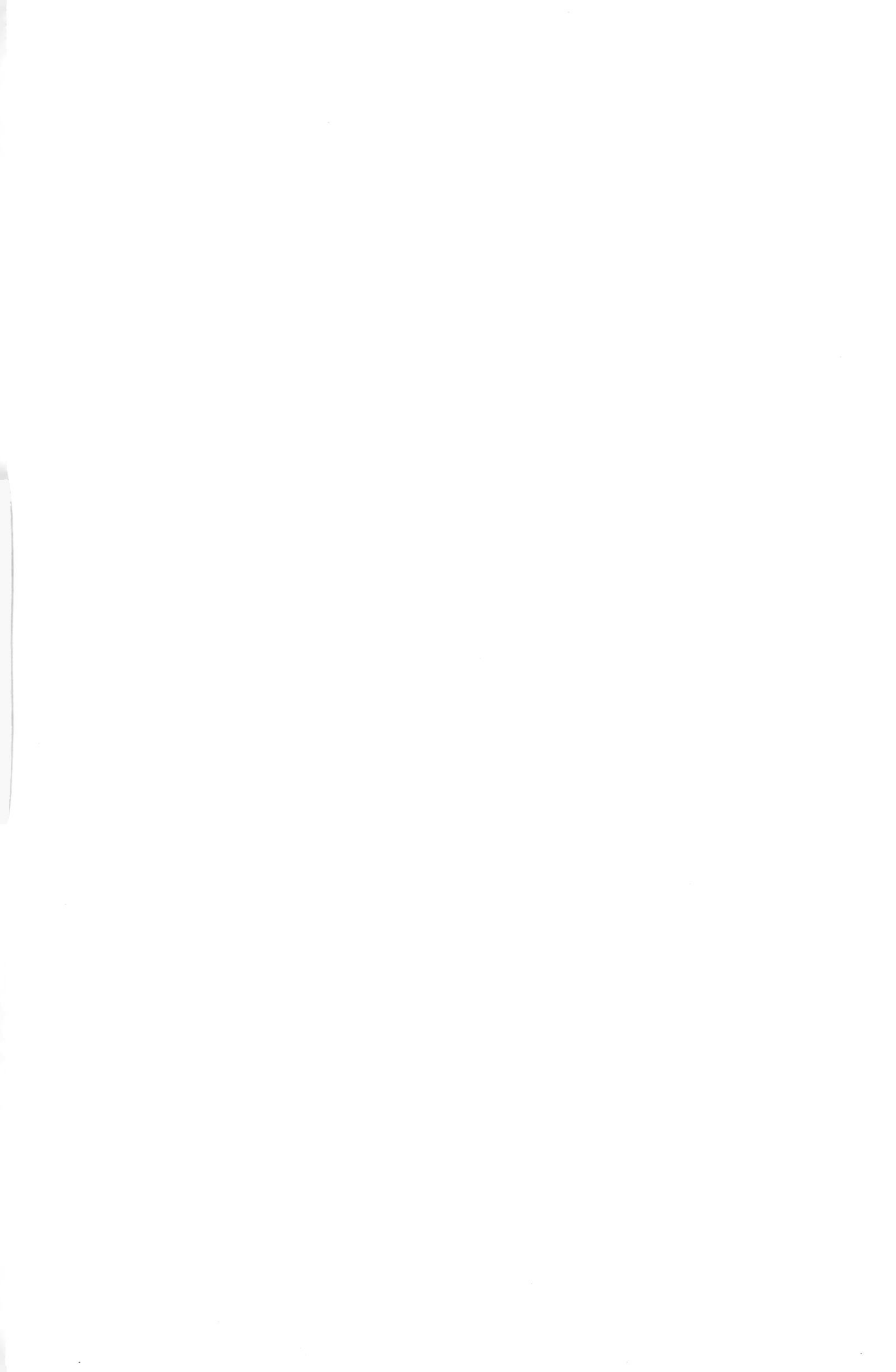

獻給大衛

For David

目錄
Contents

目錄
Contents

序言

每四次懷孕，大約有一次會失敗，而且幾乎是在不自覺的情況下流產，大多還沒有機會跟大家公布喜訊，甚至察覺不出有孕肚。流產可能造成心理或生理單方面的極大痛苦，又或者身心備受折磨。流產是如此的普遍，但長久以來我們對流產的討論，卻一直缺乏深度和廣度。就算說出口，也只是忸忸怩怩迅速一筆帶過，一點也不夠深入。我們為流產感到羞愧，只敢私下小小聲地說，盡量能不問就不問。我們之所以有這種反應，可能是對流產的經驗不夠了解，也可能沒想過流產後竟會如此悲傷。

大家對流產的反應一向平淡，但流產應該獲得更多人的關懷。我們對於這種人生經驗，應該更有同情心、同理心和好奇心，讓當事人獲得更適當的支持。我也是在親身經歷流產後，才有這樣的體會。第一次流產深深改變了我，促使我展開新的職涯，這事件至今依然督促著我，努力改變民眾對流產的看法。

十八歲上大學的第一天，我遇見現在的老公大衛，從那個時候開始，我就萌生了對家庭的想像。當時我正要去找朋友，穿越大樓的自動門時，正好遇見大衛和他朋友。他們為了堵我，竟然躺在出口的地板上，把我逗得樂不可支，我們就這樣聊開了。他朋友藉機閃人，為我們製造獨處的機會，那一天晚上，大衛向我介紹歌手范・莫里森（Van Morrison）。我跟他道別後，回到自己房間，心裡很清楚，這就是我想共度餘生的人，他也在隔年答應跟我步上紅毯。

我們都想要孩子，可是有很長一段時間我們無暇討論生小孩的事，大衛一畢業就投入新聞業，我嘗試過學術和法律工作，後來轉戰網路新創公司。我們交往十年後，終於在倫敦買房、計畫結婚，下一步應該就是生小孩了。只要大衛點頭，我們就來生孩子，希望一切會照著我最熟悉的劇本走：我很快就會懷孕，身形變胖，經歷懷孕的各種不適，然後生下迷你版的我和他。

一切並沒有如願，反而從一開始就變調了。我長年有生理期週期不規律的症狀，但是我並沒有放在心上，我以為那是服用避孕藥的關係，避孕藥內含合成荷爾蒙，難免會輕微的影響生育問題。我們開始考慮做人計畫，諮詢了我們信任的家醫科醫生，他要我做進一步的檢查，一開始我還以為只是好解決的小問題。

我的檢查結果有一些異常，醫生馬上為我安排腹腔鏡檢查。一小根光纖纜線穿過我的腹膜，深入檢查我的子宮和卵巢。大約一個小時後，全身麻醉的我終於在恢復室醒來，幫我操刀的醫生現身了，手術帽罩住他一部分凌亂的白髮。他熱心的跟我報告檢查結果，原來我是單角子宮（unicornuate uterus），這都是由於我在媽媽肚子裡的時候，子宮就沒有發育完全所致。醫學界喜歡把子宮比喻成各種水果，我也入境隨俗，我子宮的形狀就像「香蕉」，一點也不像大自然偏好的酪梨形狀。

我的外科醫生也說，雖然我兩個卵巢功能正常，但我只有一條輸卵管，另一條發育不全，毫無用處，他乾脆趁手術的時候拿掉了。他把那條輸卵管裝在小塑膠瓶交給我，看起來只是一堆灰色肉塊，粗糙無光澤。這份禮物讓我摸不著頭緒，但我慶幸自己還有一條健全的輸卵管。一個月後回診，醫生相信我仍有機會懷孕，且能足月生產。他說我長年月經不規律，可能跟子宮和輸卵管異常有關。至於子宮異常可能提高流產或早產的風險，他卻輕描淡寫；甚至告訴我幾個激勵人心的故事，像有人的子宮奇形怪狀，還不是生出白白胖胖的孩子。我離開他的診間，一整個神清氣爽，又開始期待自己即將懷孕了。畢竟連經驗老道的醫生也相信我可能懷孕，我就可以懷孕。

我成功懷孕前，大約有一整年的時間，都在希望燃起和破滅中度過。我太想懷孕了，根本沒有心思想其他事情，甚至包括我的婚禮。我不在意婚紗的細節，也不關心要挑選什麼花，我反而比較在乎月經為什麼一直來。經過漫長的等待，就在我們結婚十個月時，我熟悉的月經終於沒來了。再過幾個月就要邁入三十歲的我，人生第一次用驗孕棒，我至今還留著那支證明我懷孕的白色驗孕棒（而且後來發現是雙胞胎），證明我懷了夢寐以求的孩子。

我懷孕沒幾個禮拜，喜悅的心情就被恐懼給打斷了。首先，我開始「出血」。這是懷孕初期常見的輕微出血，大概是因為胚胎正在子宮內膜著床。我懷孕六週左右，經過醫院檢查，證實是胚胎著床出血，而且有兩個小生命的心臟在跳動。

原來我懷的是雙胞胎！我身高只有一百五十二公分，我的子宮又是不正常的香蕉形狀，要讓兩個寶寶在體內生長，絕對不是一件容易的事情。但我永遠記得外科醫生對我說的話，所以我懷抱著希望。

接下來幾週我更焦慮了，我開始一陣一陣的大出血，醫院讓我接受更多檢查，最後證實我的子宮內膜有大片出血，一直無法痊癒。醫生猜測可能是我的子宮突然撐大，第一次懷孕就懷雙胞胎，確實有可能發生這種情況。我開始頻繁進出高危險妊娠病房，那裡負責統籌的產科醫生，對於雙胞胎懷孕很有一套。後來的十個禮拜，我也經常大量出血，嚴重吐個不停，什麼東西都吃不下。我們經常跑醫院，確定我們的孩子還在長大，懷孕三個月之前，我幾乎沒什麼時間放鬆去想像一家四口的夢想。

到了懷孕第十六週，我又要做產檢了。結果意外發現，我子宮內膜一直存在的深色斑塊消失了，出血也莫名其妙痊癒。我們再度燃起希望，我聯絡當地的「多胞胎」新手媽媽團體，我和老公開始思考怎麼分攤育兒責任。我媽也開始蒐集寶寶的衣服，我的肚子突然大了不少，搭公車的時候，有人會讓座給我。我們開始想名字，飛到義大利去參加朋友的婚禮，我在婚宴上穿著大幾號的新洋裝，跳了一整晚的舞。

我的興奮之情只持續一個月。一個悶熱的夏日，我已經懷孕二十週，快上班之前，我去上個廁所，習慣性檢查馬桶有沒有血跡，竟讓我發現沒看過的東西，這次不是一大灘鮮血，而是一小滴深綠色像肉塊的人體組織。我做過很多功課，所以我知道這就是我體內的黏液栓子（mucus plug），亦即封住子宮頸口的黏液，可以避免感染。我也知道黏液栓子排出是分娩的前兆，連忙打電話給公司，說我今天會晚點到（又來了！）。我直接走路去家裡附近的診所，途中吃了一顆還沒熟的桃子，奢望吃了這顆桃子，我的身體就會緊急製造新的黏液栓子，但其實我心知肚明，我的孩子正面臨嚴重的生命威脅。

醫生沒有做任何檢查，就直接把我轉診到我很熟悉的高危險妊娠病房。我和大衛直接在病房會合，他跟我一樣茫然。檢查後發現我的子宮頸開了，如果現在是懷胎十月就沒有關係，但現在才七月份而已，我的孕期剛過一半。我那說話直來直往的產科醫生，立刻決定把子宮頸縫起來，套句他的話，立即把「沒解決的部分」給搞定。我連續幾週承蒙他的照顧，早知道他奇怪的病床邊溝通方式，所以寧可視而不見，讓他全力捍衛雙胞胎的安全。當下情況緊急，沒時間做術前例行斷食，那一天晚上，我就趕快動手術。

隔天清晨醒來，我感受到麻醉後的皮膚搔癢，護理師坐在我病房的小燈旁邊填表。我慢慢回神，知道我的四肢還可以動彈，頓時鬆了一口氣。我和護理師聊到她養的雞，她說她最怕狐狸，我還知道她流產很多次，一直沒有辦法圓夢當媽媽。她顯然很希望寶寶可以在我肚子裡存活久一點，她握著我的手，看著我入睡，但後來我再也沒有見過她。

我子宮頸縫合的當晚，已經做了幾個月的例行產檢，我們從黑白粗顆粒的超音波影像，更清楚看到兩個寶寶美麗絕倫的身體特徵。其中一個是女孩，有著我老公的鼻子，另一個寶寶因為位置尷尬，還看不清楚是男是女。我也開始習慣有八隻手腳在我體內動來動去的不適，以及我躺在床上，肚子形成的詭異身形。我這輩子從來沒有這麼臃腫過，但也是我第一次如此驚嘆身體的潛力和變化。

早上查房時，產科醫生跟我們保證，他已經盡力封住我的子宮頸，但不保證會一直封住，只告訴我們「盡人事聽天命」之類的話。我們很想知道這兩個寶寶存活下來和健康出生的機率有多大，但他所能做的就是讓我們出院回家「放輕鬆」。我不想只是乖乖臥床安胎、等待奇蹟出現，於是我繼續做功課查找相關訊息，但因為流產牽涉到太多面向，有幫助的資訊少得可憐。

如果我可以撐到第二十八週，也就是再撐兩個月，寶寶就很有機會存活長大，也不會有後續的健康問題。現在新生兒照護科技日新月異，近年來早產兒的存活率大幅提高。但就算是這樣，如果我的寶寶在子宮頸縫合階段就生出來，仍不可能存活。我們都很清楚，把孕期拉得越長越好。為了避免上下班通勤壓力太大，威脅到兩個孩子的性命，我開始在家辦公，為孩子多爭取一點時間，每撐過一天就是小小的勝利。無論我多麼小心翼翼，我還是做了最壞的打算。

我自我禁足整整兩個禮拜，進入懷孕第二十二週，一大早醒來就迎接劇烈的疼痛，彷彿有灼熱的金屬貫穿我的下背和骨盆，我說了一句我和大衛都很怕聽到的話：「我要生了。」他直接把我推進車裡，連忙送我去醫院，我只記得在那段路上，我坐在後座四肢癱軟，每一次疼痛來襲，我就拿著髒兮兮的塑膠袋狂吐（沒辦法，車上只找得到這一個袋子）。我心想這就是宮縮吧！我在宮縮之間張開眼睛，眼前有無數道白色閃光。

我在大衛的攙扶下，搖搖晃晃的走去醫院產房。一走到櫃檯，我體內的稻草色液體噴得滿地都是，大衛事先打過電話給醫院，醫院早有心理準備。一位輕聲細語的助產士引領我們進產房，她表明自己有聽力障礙，只讀得懂脣語。為了不造成她的困擾，我都是趁她轉身再來喊痛，否則她會很靠近我的臉，努力從我的脣形讀懂我想要止痛的渴望，我到現在還記得她的臉。

醫生來來去去，助產士也走來走去，他們正在盤算有沒有可能阻止分娩，遲遲不為我止痛。但如果他們繼續猶豫不決，我就不可能保護寶寶的安全：我已經阻止不了我的身體。我的子宮頸打開了，原本大有可為的縫合，早已隨著一地的羊水消失殆盡。最後大家一致認為：我的寶寶會出生，但因為太小了，根本不可能存活，他們的心臟隨時會停止跳動。

他們在我的下背注射無痛分娩針，宮縮的痛苦瞬間消失，分娩的過程開始放慢。我那位溫柔的助產士輪完班，換成助產士麥特。他做任何事情之前，都會先握住我的手，雙眼直視著我，我至今仍衷心感謝那間產房的輪值人員，一路陪伴我度過接下來生不如死的地獄。麥特比我更清楚我子宮的情況，以及分娩會如何進行，他總是不厭其煩的安撫身心煎熬的我，他也明白我為什麼會不斷地尖叫，乞求進行剖腹手術，因為我實在不想把兩個死胎或垂死的胎兒生出來。

後來一位年輕的產科醫生出現了，他顯然不堪其擾，勉為其難頂著撲克臉，心情煩躁的來找我。「如果我幫妳剖腹，」他直說，「有可能毀了妳的子宮，再也無法懷孕，妳考慮清楚吧！」他講完就馬上離開了，麥特再把他傷人的話語，變得更加婉轉，讓我更容易理解。

在大衛的陪伴下，幾個小時後，瑪蒂達出生了，她靠自己的力量來到世上，麥特接生她的時候，她小到只有四百五十公克。我累到睡著，再過三個小時、四個小時，還是六個小時，反正我忘了，只記得是隔天，到了下一個月份，剛好是某個月的一號，她妹妹佛羅倫斯出生了，體重還不到四百五十公克。這次生產我還要出點力，麥特在旁邊教我怎麼出力、何時可以出力，否則我也不知道該怎麼生，因為我沒料到會突然早產，還沒事先做功課。麥特把佛羅倫斯帶到她姊姊身邊，她姊姊不知道早已被哪個人安置在別處，前往另一個世界。

我還記得忙完這一切，我鬆了一口氣，跟大衛開玩笑說，我餓到可以吃掉一頭大象，請他去附近買我最愛吃的三明治，至於剛剛發生過的事情，我根本沒有心思去想。我媽和我姊不久就來了。醫院幫我抽血，順便拿掉無痛分娩針的留置針。還好我家人趕得及見麥特一面，他已經超時工作好幾個小時了，即將下班回家。九個月後，我回到同一間醫院生下我早產的兒子，曾經試著找麥特，但他已經調到別的單位。

下一班助產士來了，試圖勸我和大衛去看一看我們的女兒，不然她們即將被送往太平間，等待驗屍。只不過說到驗屍，她似乎不太自在，只有迅速帶過。我不想看我女兒，但其實又很想看一看她們，只是我太震驚、太害怕、太難以置信。我只想記得她們還活著、在肚子裡面踢我的回憶，大衛也是這樣想的。最後，助產士也沒有強迫我們，而我卻永遠帶著深沉的悔恨活著，懊悔她沒有給我們多一點時間平撫激動的情緒。我媽和我姊倒是很想見新的家庭成員，我們也同意了，讓她們成為這兩個孩子在世上的唯一見證人。

我被帶到產房對面的浴室，獨自一人在泡泡浴沖洗，隔壁卻傳來小嬰兒的哭聲，另一間還有產婦的尖叫聲。我剛生完孩子，我和其他媽媽之間仍有一絲溫暖的連結，但我就是受不了其他小孩的哭聲。助產士交給我一個透明塑膠袋，裡面有止痛藥、摺好的紙張和兩張白色卡片，卡片上各有一對粉紅腳印，另外還有兩張拍立得照片。我就只有這些具體的東西，可以證明我的小孩出生和死了。

當我再度重返這個世界時，成了一個剛經歷流產的女人，但這個世界無法理解我所承受的生理痛苦，也不明白我終其一生何以受盡悲傷折磨。大家不想知道細節，更別說要紀念這段經歷。大家永遠不知道我當過媽媽、大衛當過爸爸，以及這兩個孩子有沒有出生和死亡。這個世界根本沒有能力作為我們的後盾，幫助其他無數的女性和她們的另一半療傷止痛。不久我還發現，另一半也會陷入他們自身的痛苦而無法自拔。

「流產」是懷孕初期最常見的併發症，每四次懷孕就有一次會流產[1]。就算妳或另一半沒有經歷過流產，妳也一定會認識曾經流產過的人，只是妳不知道罷了。有人估計在美國，每年有七十五萬至一百萬次懷孕以流產作終結。但最近美國全國性調查竟然發現，大家都以為這只是罕見的懷孕併發症[2]。另一份英國研究估計，二〇一六年每天就有六百八十四件流產[3]。流產最可能發生在懷孕第一週至第十二週，但也可能介於懷孕十二週至法定「死產」週數之間。像是在英國，懷孕二十四週以內出生死亡的胎兒，一律視為流產，美國和澳洲則訂在懷孕二十週以內。

1 英國流產協會（Miscarriage Association）和湯米母嬰慈善機構（Tommy's）皆指出，每四次懷孕就有一次會流產，但其實很多人是不自覺流產，或者沒有主動通報，實在難以確認真正的流產次數，所以每篇研究報告的估計結果不一。大多數研究報告都認為，大約每四次懷孕就有一次會流產（亦即寶寶在懷孕二十四週前死亡）。但也有專門探討受孕和早期妊娠的研究發現更高的流產率，每三次懷孕就有一次會流產。我們一般說，「每四次就有一次流產」，似乎就是綜合這些研究。Maconochie N., Doyle P., Prior S., Simmons R., Risk factors for first trimester miscarriage – results from a UK-population-based case-control study. *BJOG: An International Journal of Obstetrics & Gynaecology*, 114(2):170-86.

這些研究報告只計算醫院確診懷孕的流產，還不包括自己買驗孕棒驗孕的案例，所以實際流產的數值可能更高，況且有越來越多女性把生育年齡延後，流產的風險會隨著年齡提高，流產的機率也跟著增加。二〇一五年英格蘭和威爾斯全國統計局（Office for National Statistics for England and Wales）[4]報告指出，現在四十歲以上婦女的總生育率（例如：活產發生率），已經超過二十歲以下女性，兩者的差距在第二次世界大戰之後持續刷新紀錄。這種生育年齡推遲的趨勢，也反映在西歐其他國家，以及澳洲、紐西蘭、加拿大和美國。

流產很普遍，卻沒有獲得廣泛的討論和理解。大家多認為，流產是任何人都可能遇上的生產風險「而已」。但我自己經歷第一次流產後，頓時發現這種誤解對於我療傷止痛的過程，根本是雪上加霜。我往後的人生都受制於這場意外，我後來還驚覺有很多人跟我同病相憐，流產也在他們的人生和家庭留下了無法抹滅的痕跡。

流產「前」和流產「後」的人生，一分為二。瑪蒂達和佛羅倫斯死了，我有一部分的自己也跟著消逝。我離開醫院的那一天，不只認清了我無法靠自己的身體生出自己的孩子，我也變成跟以前完全不同的人。我的自信和自我價值感一起跌到空前的谷底。我忘了從哪個時候開始，我的信心低落甚至蔓延到周圍其他人，我認為他們也會讓我失望。有時候我的憤怒、痛苦和悲傷，甚至劇烈到讓胸口灼熱，大家開始覺得我難相處，我變得易怒和武斷，經常挖苦別人。我現在總算明白，這就是愛的代價、心碎的代價，但這絕對不是唯一的原因。

我會失望還有一個原因，那就是我發生這種事，並沒有獲得該有的理解和支持。我身邊的人很少花時間深入理解我流產前、流產時和流產後的情況，卻老是要我「勇往直前」，再接再厲。我覺得好孤單、好痛苦，但還是繼續「勇往直前」。我們從醫院空手而回後，過了三個月，我懷了我現年十六歲的兒子，那次懷孕我完全沉浸在罪惡感和極度焦慮中，我的悲傷找不到它該有的位置。我至今仍在思考，我那麼急著懷孕，是不是想要轉移我和別人的注意力，刻意忽略我第一次懷孕令人難以承受的生死矛盾。

兒子出生後，我又流產三次，每次都因為別人說了什麼或沒有說什麼而更加悲傷。我們喪子的人通常把細節記得一清二楚，但我們周圍的人總會不經意搞錯。

大家老是跟我說，「至少」我是在比較前期流產。我在醫院經歷過的事情，很容易連同住院和出院紀錄，一起被簡化成醫療事件。我不幸的生育故事接二連三發生，大家對我的同情心越來越薄弱。我的朋友、家人或同事，幾乎不知道我有第四次流產，我自己也怕說出來，搞不好會惹怒那些希望我趕快「放下」懷孕執念的人。

這些人也不是壞心眼或冷漠無情。其中一些人是盡責的醫療人員，但並沒有受過適當的流產照護訓練；有些人是我的朋友，思想還停留在根深柢固的過時文化觀念，盡量避免聊到流產；有些人搞不好只是神經質，不想談到血、血塊、人體組織、疼痛和擬胚體。畢竟有關女性健康的話題，例如：月經、脫垂、產程傷害、母乳和更年期，都只能夠私下談論，隨便拿出來說嘴，只會令人渾身不自在，甚至感到噁心。我身邊竟然有人怕挑起我的敏感神經，連流產兩個字都不敢說。

還有一些人毫無惡意，只是因為無知，心想流產失去的寶寶又沒有在這個世上呼吸過，想不通流產有什麼好大驚小怪的。流產的經驗充滿著模糊性和矛盾，令人困惑不已。流產經常牽涉到「填塞詞」、「程度詞」和「假設語氣」，既有生也有死，做了父母親，卻空無子嗣；流產也關乎公私領域和身心健康。一般人似乎很難相信，流產會造成嚴重的實質傷害和潛在失落。既然大家都還沒想通這些矛盾，又沒釐清這些模糊的概念，怪不得我總是得不到足夠的支持。

我過去的經驗（有負面的經驗，也有少數極為正向的經驗）促使我去受訓，成為英國專業流產關懷團體「英國流產協會」（Miscarriage Association）的電話關懷志工。我深切體會到，如果可以跟準備好傾聽我的聲音、衷心好奇也理解我經驗的人交談，是多麼有用的事情。英國流產協會持續改善流產照護和醫療政策，也會去關懷喪親家屬，但比起其他團體仍是極小的規模，一般大型團體主要都是針對懷孕後期流產或足月出生後死亡的寶寶。我後來還成為英國流產協會的理監事，努力跟其他理監事在醫院和其他地方，宣導流產以及流產後應該注意的事項。

十多年過去了，現在醫院的流產照護進步不少，整個文化也比較不會避諱談論流產，但英國流產協會仍要持續努力，學術研究也還有進步的空間，畢竟目前只是逐步了解哪些原因會妨礙孩子成功出生。我跟英國流產協會有深厚的同志情誼，加上我之前孤單和悲傷的時候，也曾接受心理談話治療，這些都促使我毅然決然去接受心理治療師訓練。我已經連續十五年在公共和私人的諮商室服務，跟無數女性及其另一半談論他們的流產經驗。雖然我從這份工作看到正面的改變，心情大為振奮，但其實還有一大條漫漫長路要走，才能夠讓經歷過流產的人，在悲傷地圖上取得該有的位置。

這本書透過我隱藏多年的私密故事，不僅探討流產的經驗，也直搗它背後涉及的文化、醫療和歷史背景。我想讓大家明白，早期、後期和復發性流產都可能造成身心傷害，何況是在如此消沉的人生時刻，喪親家屬還要接受治療和做決策；其中不乏令人痛心的決定，比方該怎麼處置流產寶寶的遺體，以及流產後突然分泌的乳汁等。

無論妳是長期深受流產所苦，或者只是想多了解流產，我都希望妳能夠好好思考懷孕、出生、死亡、為人父母和悲傷的定義。也試著設身處地想想看，當人感到悲傷和失落的時候，醫療行為又拚命往情緒傷口上撒鹽，當事人的情緒可能會有多麼高漲。這本書每一個章節都是獨立的，但主題和概念會互相重疊呼應。初期流產的經驗也可以套用到後期流產，復發性流產的經驗也可能適用於偶發性流產，但我還是建議大家照著順序從頭細讀。

第一章探討的是父母親跟差點懷上的孩子、甚至沒有懷上的孩子，都可能建立深厚的情感關係，以致懷孕突然中止可能極為悲痛。大多數流產都發生在懷孕初期，亦即十二週以內[5]，所以第二章先探討早期流產的特點，第三章才是比較少見的晚期流產。一般人談到晚期流產，會比較願意相信有「寶寶」、「出生」和「死亡」的存在，但其實這些概念仍未有定論，晚期流產在醫院診療的細節也不為人知。第四章探討折磨人的復發性流產，雖然比較少見，但是從統計數據來看，絕

5 每份研究報告所引用的統計數據不一：有的指出懷孕十二週以上的流產機率為百分之一，Wilcox, A. J., Weinberg, C. R., O'Connor, J. F., Baird, D. D., Schlatterer, J. P., Canfield, R. E., Armstrong, E. G. and Nisula, B. C., 1988. Incidence of early loss of pregnancy. *New England Journal of Medicine*, 319(4), pp.189–94，有的指出懷孕十二週至二十二週的流產率為百分之四，Larsen, E. C., Christiansen, O. B., Kolte, A. M. and Macklon, N., 2013. New insights into mechanisms behind miscarriage. BMC Medicine, 11(1), p. 154。更令人困惑的是，湯米母嬰慈善機構卻說懷孕十二週以下，有高達百分之八十五都是流產做結。https://www.tommys.org/pregnancy-information/im-pregnant/ early-days-pregnancy/how-common-miscarriage

非微不足道的經驗，這對情緒是另一種考驗。第五章探討流產對另一半和其他家庭成員的影響。最後，我提到流產最神祕的面向：如何去處置和緬懷無緣的家人。

我寫到的個案都是虛構人物，總結我聽過的無數真人真事，包括在諮商室之內和之外。我也曾經在海灘、走廊散步時、搭火車和公車時、參加婚禮和做禮拜時，意外聽到流產的故事。我除了參加面對面的關懷團體，也會閱讀關懷團體的部落格、回憶錄和網路文章。我沒有侵犯個案的隱私，洩漏任何個資，反之我會確保個案身分不被辨識出來，但還是可能有雷同和巧合之處，有人可能會在我說的故事裡看到自己的影子。我刻意多說一些細節，無非是為了完成這本書的目標，盡量讓大家明白如此備受誤解的經驗。

有些故事是我在諮商室聽來的，但我幾乎不會寫到治療過程，畢竟流產後的心理治療技術和技巧，都值得再另外寫成一本書了，所以不是我這本書的重點。一直以來，我幾乎沒有跟個案提到自己的流產經驗，怕會冒犯到他們的故事。我想了很久，才決定在這本書中說出我最私密的人生經驗，不惜冒著風險，只因為我相信我的故事，正如同書中其他故事，可以幫助有類似經驗或有興趣多認識流產的人。不過，我的回憶難免因為時間一久，或者摻雜太多層次的強烈情緒，而跟事實有點出入。

我不可能囊括所有的喪子經驗，況且我所歸納的特徵，看在一些讀者的眼裡可能有點武斷。流產的經驗也可能跟死產的經驗重疊，就連基於醫療或其他考量，而接受選擇性妊娠終止，也可能有類似流產的感受，例如感到痛苦或解脫。我不以外界認可或猜得到的方式，把流產談得面面俱到。反之，我選擇據實以告，盡量呈現我最熟悉的流產經驗。

很可惜目前尚缺乏跨文化和跨宗教的流產經驗研究，更別說是丈夫、同性伴侶、青少年和學習障礙者的流產經驗。但隨著這個領域導入其他更多面向，再加上當前人類學研究的共襄盛舉，我開始期待有根本的改變[6]。我可以信誓旦旦的說，這本書確實集結很多人的經驗，但我也必須坦承，這只能夠代表少部分經歷流產的喪親家屬，亦即英語世界俗世的女性和另一半，這些人皆享有英國國民保健署（NHS）的免費醫療服務。

進入正題之前，我想先解釋為什麼整本書會用「寶寶」（baby）一詞，而不是

「胚胎」（embryo）或「胎兒」（fetus），我知道這可能會冒犯支持選擇權的墮胎論者。女性主義者一直在處理這種矛盾，一方面要支持女性的生育權利（也包括選擇墮胎的權利），另一方面又要承認並化解女性的生育痛苦（例如：流產失去「寶寶」的經驗）。美國女性主義人類學家琳達・蕾恩（Linda Layne），在她的巨作《失落的母性》（*Motherhood Lost*）談到這種擔憂，她寫到：「說到妊娠終止，我最感冒的是，每次說有什麼珍貴的東西失去了、有什麼東西值得哀悼，大家都會自動聯想到胚胎和胎兒的人格地位。[7]」

但是我不會這麼想，蕾恩也不會。她跟我一樣都認為，「人格地位」（或「寶寶」）都是文化和個人建構的概念。我在心理治療室或其他地方聊過的女性，從不認為她們失去的寶寶「天生就有人格地位」，也不認為她們和未出世的孩子有著普世的關係。我就遇過幾位女性，經歷流產一點也不覺得悲痛，有的人甚至從流產中獲得解脫，也沒有用「寶寶」來描述她的失落。但我也知道人的感覺可能會隨著時間改變，例如流產可能會帶來一時的解脫，過了一陣子才會有哀傷的感覺，正如同當下自願墮胎，後來卻出現嚴重的失落感。

不過，這裡使用「寶寶」一詞，正好突顯英文如何妨礙我們書寫和討論流產，於是有一些說英文的女性，只好透過其他語言來描述她們的失落。紐西蘭的原住民毛利人把未出世的孩子稱為Pepi（意指有能動性，會決定要繼續留在子宮或離開子宮）；日本佛教徒也有水靈（mizuko）一詞，它的存在介於生死之間，等待被引導到來世。這本書選擇使用「寶寶」，只因為這是我最常聽到喪親家屬說的。

我希望妳明白，每一次流產都有各自的意義，我也希望妳能從這本書更理解流產的面向，更自然而然的談論它。如果妳也是流產的過來人，我希望這些故事能夠安慰妳，幫助妳掙脫經驗的牢籠。我們已經見證過很多的進展，但是我想向大家證明，我們還有很多進步空間，繼續努力吧！

CHAPTER 1

心中的寶寶

開場即落幕——未受孕、差點受孕、異常受孕

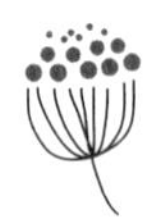

當妳知道自己懷孕，
又知道自己的孩子沒了，
妳心中的孩子會有什麼下場？
妳會把它藏在意識的抽屜裡，
宛如一個只寫了開場白，
就劃下句點的短篇故事。

（Hilary Mantel, Giving Up the Ghost, 2003）

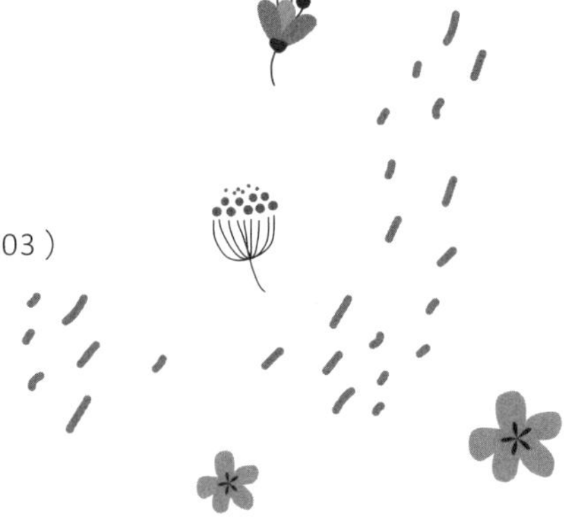

流產，通常會終結我們跟寶寶之間的特殊關係，這段關係可能在懷孕前就開始了，尤其是求子多年的人，或者一直懷孕失敗的人。我們和未出世孩子的關係，完全不受孩子的發育程度所影響，只可惜長久以來備受醫學和心理學研究忽略。至今仍有許多人認為，這只是一段說斷就斷的關係。如果這段關係沒有獲得充分的理解，那麼妊娠終止所帶來的悲傷，就沒有機會好好表達出來。

我自從有懷孕的打算，差不多在懷雙胞胎的一年前，我早已在腦海中想過幾個令人熱血沸騰的劇本。有時候我會想像寶寶是女生，有時候是男生，有時候想像寶寶是小孩子了。我還會幻想把自己青春期的兒子，訓練成一個女性主義者，或者鼓勵我女兒去完成我沒嘗試過的冒險。我的想像絕對不只這樣，我還曾經想像自己是一個溺愛孫子的祖母。

二〇〇二年初我人生第一次驗孕，那時候月經沒來，我終於有理由相信我的夢想要成真了。我很清楚要怎麼驗孕，但還是把外包裝的使用說明重複看了幾次，擔心我對使用方式的理解錯誤會搞砸我當媽媽的機會。我甚至祈求我再也不相信的上天，求祂讓我在驗孕棒小小的塑膠窗口，看見兩條粉紅色的線。我自己幻想的寶寶，一開始只是胡思亂想而已，但經過數個月的期待，逐漸根深柢固，現在即將成真（但也可能不會）。只要驗孕棒出現兩條線，我和心中寶寶的關係，就會馬上改變。

這些發自內心的想像，讓我歡喜讓我憂，但通常不是我們能夠控制的。如果我們的想像還蘊含情緒，比方「我好想要孩子」或「我這個月可能會懷孕」，就可能變成根深柢固的念頭。試著不去想令人焦慮不安的事情，通常只會徒勞無功，畢竟我們頭腦的思考能力太強了！我至今還沒有遇過一個想要懷孕的人，可以成功關閉她們的期待、想像和恐懼。

這些思想活動本身會加強我們跟未出世孩子的關係：我們對夢寐以求的孩子想得越多，計畫得越多，做得白日夢越多，在心中留下的痕跡就越深。從神經科學來看，這可以套用加拿大行為心理學家唐納・赫伯（Donald Hebb）自創的一句話，「神經元一齊開火，一齊串連」。他認為當某個想法、感受或行為的重複次數越多，我們腦中的神經連結會越深。隨著神經連結持續強化，我們就越容易有這些想法、感受和行為。

想像一下，妳知道妳未來幾個月中樂透的機會很高，這時候要妳不去想怎麼運用彩金，或刻意忽略這些想像，是不是一項艱難的考驗呢？一件人生大事真實發生的可能性或「機率」，可能深深潛入我們的心中。一旦確認懷孕，這個早在妳心中迴盪已久的可能性，以及妳跟未出世孩子無可避免的關係，頓時會占據妳的心，蔓延至妳的全身，還有妳周圍的世界。

克萊兒第一次流產是在懷孕第九週發生的。她在流產後找我諮商，這是我們初次見面，從她身上我深深感受到，她對死去的寶寶有多麼渴望。她之前傾訴的對象，似乎都無法理解對她而言重點不在於寶寶有多小，或者她知不知道寶寶的樣子，反正她跟寶寶的連結，從懷孕前幾個月就開始了。她還說她懷孕的三十五天，是她人生中最有意義的日子。她從未說自己「愛」這個無緣的孩子，但我覺得那就是愛。

克萊兒和先生威爾決定生孩子之前，已經在一起五年了，那些年來他們聊過對家庭的想像，但唯有開始嘗試懷孕，否則一切都只是想像的幸福。克萊兒從小就想當媽媽，無論是小時候照顧洋娃娃，還是後來為弟弟換尿布，或者在弟弟哭泣的時候安慰他，她都覺得自己有一天會當媽媽。

一開始，這對夫婦有生小孩的計畫，但也很享受兩人世界、參加朋友聚會、度假和拚事業。他們想像的寶寶本來只出現在心中的一角，後來化為有血有肉的存在，讓人更有信心、更安心的增添細節，例如：討論名字和教育方式。當他們嘗試懷孕一年都沒有成功，克萊兒開始不相信自己會懷孕了，她提到越來越不相信自己會當媽媽，這種自信心低落甚至蔓延到她的職場和朋友圈。

當想像的寶寶變得遙不可及，克萊兒越是克制自己，就會忍不住去想它，這正是所謂「神經元一齊開火，一齊串連」。她整顆心都在想著懷孕，她和老公尋求永無止盡的建議，設法提高他們的生育能力，甚至為此戒酒，不再熬夜，開始服用昂貴的維他命、上瑜伽課來消除難以如願的壓力。性生活也變得按表操課和神經緊繃，尤其是在克萊兒排卵的時期，不管有沒有興致都非做不可。克萊兒待在家裡的時間變多了，一部分是因為她懶得跟人打交道，再來是她不想看到其他孕婦。

往後的日子，克萊兒只要每個月月經來，都會一次比一次更傷心失望。每當她把希望寄託在下個月，希望就可能再度破滅，令她痛苦難耐。記者強・羅森（Jon Ronson）描述他和老婆多年求子不成，他說每次老婆月經來，就彷彿送來一個「空蕩蕩的棺木」。當我聽到克萊兒求子的故事，馬上聯想到強・羅森這段動人的文字。對克萊兒來說，每個月的月經，宛如一場痛心的小葬禮。

正當克萊兒和丈夫打算去看不孕症門診時，她的月經竟然遲到了，這是以前從未有過的事情。她明明很想懷孕，卻不敢相信自己會懷孕。她需要蒐集更多的證明，才有辦法相信她心中的寶寶正在她體內成長。這是難以置信的美夢，她整整驗孕四次，才敢相信自己懷孕了，以及跟威爾分享這個好消息。每一支驗孕棒都在告訴她「懷孕了」，她緊緊握在手中，殊不知這將是她和寶寶有所連結的唯一證明。

這對夫婦沉浸在喜悅裡，這幾個月的心痛一掃而空，如今克萊兒夢寐以求的寶寶，終於以別人能夠理解的方式「真實」存在。當她接收這個空前的好消息，她跟寶寶的關係會變得更具體，具體到可以真實掌握。她現在體內有這麼珍貴的新生命，她總算可以透過滋養自己的身體，信心滿滿的展現母愛本能。她買了懷孕的書籍，開始瀏覽懷孕的網站，用Email註冊電子週報。她想要盡量認識懷孕這個新狀態，還有跟她緊密相連的新生命，無論她的寶寶有多麼迷你或者尚未成形，都不影響她的強烈感受。

現在仰賴簡單的技術，一下子就可以準確驗孕，但克萊兒不相信自己夢想會成真，重複驗了很多次。驗孕棒偵測到她的尿液內含人類絨毛膜促性腺激素（hCG），這是胚胎受精後六天在子宮內膜著床後釋放的物質[1]，驗孕棒顯示她「懷孕了」，已經是一個準媽媽了。

克萊兒把她累積的懷孕知識視為理所當然，例如：每個月都會排卵，以及伴隨而來的身體症狀。她也知道孩子有一半的遺傳物質來自於她，卵子受精之後，寶寶會開始長大，所以她滿心歡喜，以為自己會產下活胎。最近仍有許多像克萊

1 人類絨毛膜促性腺激素（hCG）是由胎盤滋養層細胞分泌。

兒這樣，受過教育的中產階級婦女，對於這一切和懷孕缺乏明確的認識。過去數百年來，可能有很多流產的女性，根本不確定自己有沒有失去孩子。

我們祖先跟「心中的寶寶」的關係，可能有別於現代女性。古代醫療研究和其他文字紀錄會提到懷孕和流產，但我們仍然不太清楚女性對於這些經驗的「感受」，或者女性跟未出世孩子的關係。歷史不太會去記錄女性在這些人生低潮時的內心世界。歷史學家蘇珊納・立普斯科姆（Suzannah Lipscomb）提到，「大多數女性死後都沒有在歷史上留下紀錄，十六世紀歐洲恐怕只有不到百分之五的女性識字，一般女性也沒有信紙、日記本或筆記本可以讓她們表達感受和想法，所以我們完全聽不到她們的聲音。[2]」

歷史檔案說不定有更豐富的資料，但古代女性的流產經驗至今仍缺乏研究，除了一些漏網之魚，被納入懷孕和分娩的歷史學、人類學或社會學研究。唯有當我們知道更多古代女性的流產經驗，不然也只能根據目前所知，做一些有根據的推測。

古希臘醫學家希波克拉底（Hippocratic）的醫學著作，有一些關於受孕和懷孕的有趣觀點，對往後幾個世紀造成深遠影響（至少延續到現代初期），其中以《論生殖》（*On Generation*）、《孩子的本質》（*Nature of the Child*）和《女性疾病》（*Diseases of Women*）這三本著作最有關聯，提到女性的體質偏向「潮溼」，質地「像海綿一樣」；反觀男性的體質「堅硬」、「結實」和「偏向穩定」，就連現代人還是有這種牢不可破的想法。

這些著作剛好呼應希臘哲人兼科學家亞里斯多德的想法，亞里斯多德認為在受孕的當下，男性把精子植入女性不成形的一大灘血中，如果女性的血沒有淹沒精子、精子本身也沒有問題的話，就會有新生命從這灘血中慢慢長大。每當懷孕出現問題，大家通常會怪罪女性，但明明男性的精子也可能出錯。女性要等到「胎動期」才可以確認懷孕，這正是女性感覺胎兒在動的時期（大約懷孕十六週），男胎似乎會比女胎更早開始活動。

依照希波克拉底的看法，胎動期之前從陰道流失的物質，不可稱為寶寶，也不可視為人，通常稱為「子宮胎」，跟生育有關。到了西元二世紀，希臘醫生索蘭納斯（Soranus）倒有不同的看法，他在寫給羅馬人看的《婦科》（*Gynaecology*）

一書，提到「胎」跟生育毫無關聯，而是跟子宮潰瘍發炎有關。

古代女性流「胎」的經驗至今成謎。古代的知識一直灌輸她們，流胎不代表她們失去心中的孩子。但如果她們的內心世界跟現代女性相去不遠，想必有部分女性會挑戰一般醫學觀點，自認比任何人都還要了解自己的身體和節奏，她們說不定會把流胎視為孩子最初的存在。如果有這種想法，她們就會因為流胎而哀傷。

幾個世紀後，印刷文化在十七世紀歐洲普及，助產書籍終於開始流傳，例如：尼可拉斯・卡爾佩伯（Nicholas Culpeper）一六五一年出版的《助產指導》（*Directory for Midwives*）和簡恩・夏普（Jane Sharp）一六七一年出的《助產全書》（*Midwives Book*），但驗孕知識依然模稜兩可。十八世紀初期，德文和法文文獻[3]區分懷孕和疑似懷孕論點，顯然還是呼應古代的觀點，認為唯有等到媽媽感受到胎動，心中的孩子才算真正實現[4]。但就連胎動也無法百分之百確定懷孕，畢竟女性可能把胎動跟「胎」動、絞痛或脹痛搞混。

到了現代初期，有學者認為，「除非活產，否則無法確定女性肚子裡的是孩子，還是像一本暢銷書說的，『只是一團無法成形的肉』[5]。」現代讀者勢必想像得到，以前的流產經常被稱為「血塊」、「發育不全」或「小肉塊」，現在聽來可能有點貶意，但我們現在對流產的稱呼，其實也沒有文明多少。

我們永遠無法得知，在古代女性的心目中，有沒有可能把「小肉塊」想成心中的孩子，還是說她們有不同的想法。到了二十世紀，驗孕越來越準確方便，讓女性更確定心中的孩子是否存在，以及她們跟心中的孩子之間的關係。

一九二〇年代後期，專門驗孕的檢驗法問世了。把女性的尿液注射到活體動物（起初是老鼠和兔子，後來是青蛙和癩蝦蟆），檢測女性體內有沒有人類絨毛膜促性腺激素（ｈＣＧ）；因為尿液中是否含有人類絨毛膜促性腺激素會影響動物的生理變化，進而可看出有沒有懷孕。但這種驗孕法太麻煩了，無法開放所有人使用，醫生會婉拒「純好奇」的健康已婚女性。一直要等到一九七〇年代，家用驗孕棒在英美上市，驗孕才總算普及開來[6]。現在這些超靈敏的驗孕法，排除了大多數的不確定性（仍有極低的機率會驗錯），但說到以流產作結的懷孕，模糊性似乎仍存在：我們通常不知道「寶寶」有沒有存在過，也不會特別去問。

我們對子宮內生命的意象，也會影響女性和未出世孩子的關係。十六世紀留下許多驚人的圖像，例如：達文西注解的《子宮內胎兒研究》（*Studies of the Fetus in the Womb*），以及羅斯林（Rösslin）和拉夫（Rüff）兩位醫生所繪製的「分娩產式」；分娩產式顯示胎兒哪個部位先進入產道，看起來雖然怪裡怪氣，卻經常出現在前現代歐洲的助產手冊上，只不過這些圖片一直不是主流。至於子宮內發育不全的寶寶圖像（有流產風險的寶寶），更是要等到現代才有。

一九六五年瑞典攝影師倫納特・尼爾森（Lennart Nilsson）拍攝十九週大的寶寶，刊登在《生命》（*Life*）雜誌的封面，帶動了新一波的寶寶肖像風潮。這幅極具感染力的影像，佐以雜誌內的文章〈生命誕生前的戲劇性事件〉（Drama of Life Before Birth），清楚呈現人類受孕後的複雜成長歷程，引發外界熱議。大家紛紛探討生命的起源和未出世孩子的狀態，進而為人類的想像和準父母的內心創造了新的意象。

從此以後，子宮內寶寶的身體影像，開始刊登在其他雜誌、廣告活動和藝術展覽上，清一色都是寶寶飛行的獨照。換句話說，妳不會看到子宮包裹著寶寶，妳只會看到飄向遠方的臍帶，讓人想到太空人和母艦的關係。這些圖像強調寶寶的自主性，也會助長我們和未出世孩子的關係：寶寶不是母體的一部分，而是跟母體有關係的個體[7]。

克萊兒身處的世界，對於這些影像再熟悉不過了，這在懷孕書籍、網站或Email週報隨處可見。當孩子在她子宮內成形，她只要看著這些影像，就會不自覺強化她對未出世孩子的人格想像。她驗孕後過了兩週，讀到「六週大的寶寶」正在發育「可愛的臉」、「寶寶頭部的兩側會有小凹陷，妳是不是正打著如意算盤，以為寶寶遺傳妳甜美的小酒窩？錯了！寶寶只是在發育耳道。[8]」

克萊兒反覆看著充滿母愛的溫暖文字，再搭配寶寶在子宮的圖片，開始產生前所未有的強烈情感。她逐漸好奇寶寶會有哪些地方像她和威爾，但她倒是沒想過酒窩。大約在這個時候，克萊兒妊娠初期的症狀，也會串起她和寶寶的關係，

7 這個說法可能也有政治目的，比方反墮胎運動的支持者，可能利用這種想像來限制女性的選擇權。

她必須忍受永無止盡的身體症狀。

如同許多孕婦，克萊兒開始有明顯的孕吐和疲憊感，整個人虛弱到了極點。她很不舒服，除了餅乾和麵包，幾乎吃不下什麼東西，每天下班回來就倒頭大睡。她的嗅覺越來越敏銳，她的乳房開始漲痛，就算她可以忘記子宮內的一切，身體還是會提醒她。作家瑞秋・卡斯克（Rachel Cusk）在其回憶錄中提到初次懷孕和當媽媽的經驗，描述到這種內在連結：「懷孕時，身體和心智的生命狀態再也不分彼此，開始生死與共，難分難解[9]」。

克萊兒聽說，如果身體有這些不適的症狀，就證明她懷孕正常，但其實這種說法尚未獲得研究證實。儘管如此，每次有這些症狀，她就覺得是成為母親必經的過程，一切都是值得的。這種心情我可以理解，我還記得我第一次懷孕孕吐，讓我更有信心當媽媽的夢想一定會實現，我就跟克萊兒一樣，把這些痛苦看成母親應盡的本分，甘之如飴。

克萊兒越來越了解她的寶寶，但是在這個懷孕階段，她還不知道寶寶是男是女。第一次例行產檢（英國大約是在懷孕十二週）就可以看出端倪，但其實還要再等待兩個月，做了第二次例行產檢時才會更確定。不過，她就如同其他女性有著強烈的直覺，她說自己很早就知道懷的是女孩，我聽她說著跟寶寶的連結越來越細膩，內心滿滿的感動。

她回想起：「我很清楚我懷的是女孩，我們嘗試懷孕的時候，我老是夢到孩子。每次都夢到女孩，有時候她還在學走路，有時候她大一點了，但奇怪的是，自從我確認懷孕後，再也沒有夢到了。我心想，這是因為她選擇離開我的夢，來到這個世界。威爾甚至給她取了名字，叫做梅姬，紀念他摯愛的祖母。我每天都會跟梅姬講話，有時候還講得很大聲。」

克萊兒夢到自己懷孕，威爾用家人的名字為孩子命名，令我想起澳洲原住民的神話。澳洲原住民相信「靈兒」遍布於洞穴、岩石、樹木和沙丘，看起來可能是動物、鳥或人，以各種方式進入母親的子宮，甚至以人的形象出現在夢裡。「靈兒」在夜晚現身後，可能經由胃、拇指或腳掌進入母親體內。但有時候「靈兒」會透過動物或鳥進入母體，這樣的話註定會流產[10]。克萊兒和「靈兒」的關係絕非她一個人獨享：晚上威爾會把頭靠在她肚子上，跟梅姬說說話。

梅姬在這對夫婦的現在與未來占有一席之地，日子一天天過去，這個小家庭的輪廓更清晰了。他們會想像梅姬去上學，還有梅姬當了大姊。短期計畫也更具體，到聖誕節時，克萊兒距離驗孕已經有七個月，不久就要臨盆，夫妻倆開始思考聖誕節要怎麼過。幾年前克萊兒的母親移居西班牙，他們通常會去西班牙找她過節，但克萊兒想，到時候肚子太大不適合坐飛機，打算邀母親到自己家裡過節。

克萊兒的母親也很期待這個計畫，打算多留幾個禮拜，幫助克萊兒處理產後事宜。克萊兒說：「我們想說可以為寶寶索取禮物。我也想像自己大腹便便，走路搖搖晃晃，沉浸在產假的喜悅中。這也會是我第一個不喝酒的聖誕節。」儘管我不是很確定，但我猜在流產那段時間，每當想起這些聖誕節的美夢，反而會讓克萊爾、她母親和威爾悲從中來。

克萊兒的母親想好好保護自己正在懷孕的女兒，克萊兒也想好好保護自己的寶寶。一來是因為她跟寶寶之間有感情，二來是因為整個文化都在灌輸她，保護寶寶是她的責任。她不管研究結果，堅持購買昂貴的孕婦專用維他命，拒吃任何不利懷孕的食物。她婉拒耗費體力的慈善游泳活動，開始擔心每天騎腳踏車通勤會有危險：「我對於我做的每一件事、吃的每一樣東西都小心翼翼，我甚至覺得自己不應該生氣或心煩，我不想讓我的負面情緒影響到孩子。如果我讓自己太焦慮了，我就會跟梅姬道歉。」

韓國有「胎教」的傳統[11]，至今依然風行。基本上，認為生命從受孕那一刻就開始了，孕婦的行為、想法和意圖都要照著建議執行，為正在長大的寶寶打好基礎。除了吃有益健康的食物、避免服用傳統藥物（改用傳統草藥），孕婦還要自我學習；最困難的莫過於保持心情平靜，像克萊兒就很難做到。

西方文化也不斷強調「負責任的懷孕」，克萊兒顯然也相信這一套，不得不承擔特定的照顧責任。作家瑞秋・卡斯克也在回憶錄裡寫到，孕婦受盡「鐵棍」的鞭策：「我懷孕之後就被貼上電子標籤，大家都在密切監控我有沒有像樣的行為。[12]」克萊兒擔心梅姬的安危，每次到人多的地方，就會用手環抱肚子，永遠都記得她肚子裡還有孩子。

連續幾個禮拜的孕吐和全心投入，克萊兒和肚子裡的寶寶關係越來越深了。線上狀態更新也來祝賀她，顯示「妳的寶寶九週大」。寶寶已經長到「中型橄欖」

的大小，正在發育小肌肉，讓手腳可以自主活動。但至少還要再等一、兩個月，克萊兒才能夠感覺到小舞者在肚子裡跳動[13]。

不料就在克萊兒剛得知梅姬的手腳正在發育後沒幾天，清晨她在睡衣上發現小血漬，一開始沒有太擔心，她之前做很多功課，知道懷孕初期難免會有「出血」的情況。就在她要上班的時候，開始有點害怕，她的出血越來越嚴重，子宮開始有點痛，她趕快回床上躺著，並傳訊息給醫生。

有關梅姬出生後的詳細計畫可能生變，但命運的安排比克萊兒想像快得多。威爾下班不久，她的狀況惡化了，出血量增加，疼痛變得難以忍受。還好有威爾的攙扶，她才能夠走到廁所，家裡顯然只有那個地方，可以排掉她大量的血。她告訴我：「我不知道還會排出什麼東西，所以我坐在馬桶上一陣子，直到沒有東西排出來為止。」她整個人慌了，立刻把排出來的東西沖走。

克萊兒的孕期只有短短幾週，胎兒只有九週大，體型還太小，她從未感受到胎兒在體內活動，也不確定胎兒何時從她體內排出來。她和威爾都沒有看過胎兒的超音波，否則研究證實，超音波產檢可能會強化她跟胎兒的關係[14]。不過，她失去孩子的傷痛，跟胎兒的大小一點關係也沒有，她心中所懷抱的夢想、計畫和希望遠大於此。

一開始，克萊兒還沒從震驚中恢復過來，她的身心正在適應新的存在方式。她頓時沒了孩子，但她總覺得孕前期還歷歷在目。她和威爾瞬間被否定做爸媽的資格，她一下子驚愕、一下子傷心欲絕。克萊兒說，親朋好友會來安慰她，但只有維持一下子，大家都希望她過幾天就振作起來。她說：「有點像幾年前我騎腳踏車摔車，大家覺得發生這種事很可怕，但很快就注意到我人還好好的。」沒有人問起梅姬對她或威爾的意義，也沒有人想知道流產在她人生留下的缺口：這缺口到底有多大、究竟是什麼形狀；當然也沒有人問起這個孩子的名字。

很多人認為，既然克萊兒是在妊娠初期流產，梅姬根本稱不上「寶寶」，這剛好呼應古往今來關於驗孕的議論，看來我們並沒有想像中先進。有一個朋友建議克萊兒看開一點，她跟克萊兒說：「還好只是妊娠初期，寶寶尚未成形。」克萊兒就跟我流產後一樣，急著再次懷孕，或者把重心放在「別件事」上。但她跟未出世孩子的感情，無論如何都會繼續存在，我的心理治療提供她一個安全的空間，讓她好好釐清整個情況。

我幫克萊兒做心理治療，讓我更加確信媽媽跟剛受孕的寶寶之間，可能有著深厚的感情，進而帶來深沉的傷痛，這也是我從個人經驗和專業職涯學到的教訓。不過，這不是每個人都能夠理解的，我們的文化和研究人員也是花了很長的時間，才開始試著理解。大家總以為要有熟悉的寶寶形體誕生，媽媽和寶寶才會產生感情。這個迷思要完全破解，可能還要再等一段時間。

只可惜直到一九八〇年代，才有人開始探討懷孕期、分娩時或分娩後喪子，對女性心理和情緒的影響。我們一直期待女性去承受生育的痛苦和苦難，當然也包括在孕期失去孩子；再加上以為女性不可能和未出世的孩子有感情，就覺得流產不值得一提、不值得被關注。大家總認為在妊娠後期流產比較傷心，至於還沒有確認的懷孕，並不會讓女性悲傷到哪裡去。

一九七〇年終於有第一批研究論文，率先探討女性和未出世孩子的關係。康乃爾（Kennell）、史萊特（Slyter）和克勞斯（Klaus）三位研究者，特別探討母親對於新生兒死亡的反應，結果發現母親有明顯的哀傷，可見孕婦和寶寶之間確實有感情。他們在結語指出，訪問二十位經歷新生兒死亡的母親，「有的寶寶一出生就死亡，有的只活一小時，無論如何都讓每一位母親哀痛欲絕。[15]」

大約同一個時間，位於倫敦的塔維斯托克診所（Tavistock Clinic），有兩位精神分析師艾曼紐・路易斯（Emanuel Lewis）和史丹佛・伯恩（Stanford Bourne）開始在醫學期刊刊登一些論文，擔憂女性在分娩時喪子，有可能傷害情緒健康，希望提供這些女性更好的照護。但是他們清楚表明，流產不應該「無限上綱成大災難」[16]，也認為早期流產的女性復原力較好。儘管如此，他們富有同理心的先驅研究，仍然幫助大家從全新的觀點，去思考女性在各個孕期跟未出世孩子的關係。

史丹佛・伯恩發問卷給遇過活產和死產的醫生同事，以簡單的是非題探詢病患的反應、回應、進展和心理歷程。不過，他最驚訝的不是病患的反應，反倒是死產對他同事造成的深遠影響，有時候嚴重到破壞醫病關係。一旦病患突然發生死產，某些醫生會極度不願意知道、注意或記得這位病患的事[17]。

伯恩很遺憾他同事有「這種慣性的不聞不問和遺忘」[18]，他推測是因為沒做好心理準備，才會對這些悲劇心生反感。現代的流產照護關懷仍有這些問題，我們大多數人不去深入思考流產，一部分就是因為知識不足、準備不充分，就連部分醫療人員也是如此。有些醫院會特別培訓醫療人員，讓他們能夠面對有流產風險的病人，慈善機構也努力補足醫院所無法提供的培訓。

一九八〇年代以後，我們終於認真關注懷孕的心理經驗，有人開始肯定女性跟未出世孩子之間的感情，只不過產科用語依然麻木不仁，令人痛苦。妊娠終止有時稱為「胎兒夭折」，無論是哪個孕期產出的死胎，通常不被當成人看待，一律稱為「它」（it）。更泯滅人性的是以「怪物」稱呼在子宮內生長不全的寶寶，至今依然刺傷無數跟我面談的女性。這個令人不悅的主題，等一下還會在其他故事提起。

克萊兒流產時是二〇一〇年代，突然有很多研究探討流產對情緒的潛在影響，這都要感謝換位思考的醫療人員，以及大西洋兩岸深具影響力的流產慈善組織（包括 Sands、英國流產協會和 SHARE），另外女性主義者也呼籲正視女性的生育經驗。自從一九八〇年代就刊出越來越多的流產經驗研究，至今還在持續增加。

現代有大量珍貴的心理研究，專門描述和評估流產的潛在影響，亦即所謂的

「心理後遺症」，包括哀傷、焦慮和憂鬱；最近也開始關注創傷後壓力症候群（PTSD）的潛在症狀和診斷。晚近的人類學、護理和心理治療文獻，也開始在幾個不同的脈絡，探討流產的生命經驗，只不過數量不夠豐富，基礎也不夠穩固。

持平而論，現在臨床工作者已越來越理解流產的心理影響，可以提供喪親家屬必要的協助。但流產也會終結母親和未出世孩子的關係，到目前為止臨床醫學仍未（也無法）想出夠分量的名詞，來稱呼這種親子關係的終止；看來這些死亡還是比不上一個孩子或其他愛人的死亡。大家願意正視流產對心理健康的傷害，當然值得肯定，但流產伴隨而來的不只是這樣而已。大家避談母親身分的喪失和寶寶的死，畢竟這些概念不是想定義就定義得了，反之還要考慮文化背景、法律規範和個人反應。

準父母和未出世孩子的每一段關係，都是獨一無二的，例如：克萊兒和梅姬的關係，不可能跟我的其他個案相同，就算是克萊兒和下一個心中的孩子，也不可能完全複製這段關係。況且有一些人對未出世的孩子毫無感情，但仍有流產後的焦慮、憂鬱和創傷。

當我想著「心中的孩子」對心理和情緒的潛在影響時，我會好奇能不能在孕婦腦中偵測出來。神經科學發展對心理治療大有幫助，尤其是神經科學持續探討我們不可思議之無形的心、以及我們像果凍一樣有形的腦之間，到底存在著怎麼樣的關係。我們很想知道心理和情緒經驗，會在腦部和身體造成哪些生理變化，畢竟這會影響我們療傷止痛的方式。

舉例來說，我們越來越明白，當父母親開始撫育嬰幼兒，腦部和荷爾蒙機制會改變，這可以透過磁振造影（MRI）和血液篩檢來偵測。因為我知道有這些發展，所以很好奇孕婦在心中想像跟未出世孩子的關係，會不會也在腦海中顯現出來。如果可以檢測出來，我們就可以證明妊娠初期對心理有具體的影響，至少可以累積多一分證據，證明懷孕絕非「頸部以下」的經驗。

除非孕婦做磁振造影檢查沒有安全疑慮，否則我們不可能確定孕婦腦部的情況，但有研究指出這是可行的方向。二〇一七年初有一個研究團隊，針對二十五位初次懷孕的母親在懷孕前後進行磁振造影檢查[19]，結果證實她們腦部結構有明顯的變化，尤其是灰質體積大幅減少，一般人在青春期也有類似的情況，經歷所謂的突觸修剪（brain pruning）。這份初步研究認為，突觸汰舊換新，有助於孕婦切換到母親的身分，學習必要的社交技巧。

那次接受測試的女性，後來有少數幾位流產了，這些人的腦部灰質就沒有變化，可見突觸修剪發生在妊娠晚期，甚至要等到寶寶出生之後。真令我失望，看來克萊兒心中想像的梅姬，跟她的神經沒有明顯關聯。但我還是很好奇，於是跟其中一位研究者聊過，我們都懷疑磁振造影科技雖然精密，還是無法提供懷孕婦女安全的掃描檢查（這當然迫切需要），也無法偵測妊娠早期的腦部變化。

由此可見，媽媽承受流產後的心理後遺症，「表明」媽媽和未出世孩子之間可能有感情。但妊娠早期的腦部變化仍神祕難解，還好有心理學派提出依附理論（attachment theory），試圖測量媽媽和未出世孩子的關係；例如這種關係是否存在，以及這是怎樣的關係。只可惜這類研究通常僅針對妊娠後期，亦即懷孕二十四週以上。就技術上而言，這個階段並不會發生流產，只可能發生死產。產前依附（prenatal attachment）是重要的概念，我待會再來解釋原因；這個概念無意中強調懷孕週數越長，媽媽跟孩子的感情越深，反而忽略了在早期流產和復發性流產的情況下，媽媽跟寶寶之間也可能有感情。

依附理論最早可以追溯到一九六〇年代，由約翰・鮑比（John Bowlby）提出，意指我們小時候跟照顧者建立的關係，深深影響我們往後、甚至長大跟別人建立的關係。如果我們順利長大，感受過安全、被愛和被理解，有助於面對人生中的關係和傷痛；如果小時候備受忽視和虐待，就可能產生「不安全的依附」，難以面對往後的關係和失落。

「產前依附」從另一個方向探討媽媽和寶寶的關係，有很多層面已經偏離鮑比的想法。最初會有這個概念，是為了幫助懷孕期間沒有跟寶寶產生感情的媽媽，設法在小孩出生的前後，激發她們育兒的心情。

有一些工具專門測量媽媽和未出世孩子的感情，皆以發明者命名，例如：克蘭里「母胎依附量表」（Cranley's 'Maternal–Fetal Attachment Scale'）、穆勒「產前依附量表」（Muller's 'Prenatal Attachment Inventory'）、康登「母性產前依附量表」

（Condon's 'Maternal Antenatal Attachment Scale'）。克蘭里的工具（一九八一年設計）可能是上述最常用的，考量到孕婦世界的六大面向，包括「區分自我和胚胎」、「與胚胎的互動」、「對胚胎的看法」、「自我付出」、「角色扮演」和「築巢」六大項，但後來最後一項被刪除了。

這些量表做出來的研究尚未得出定論[20]，只確定媽媽和未出世孩子之間有感情（後來有人開始探討爸爸和未出世孩子的關係），這份感情還會隨著孕期拉長而加深。現在還沒有足夠的證據可以證明懷孕十二週以下（這剛好是流產最可能發生的時期），媽媽跟未出世孩子之間有「產前親子依附」，但我跟克萊兒等女性聊過之後，我發現她們的想法和行為，大致都有顯現出克蘭里的六大面向，甚至全部命中。

未來還需要更多的研究，去探討懷孕前和妊娠初期，媽媽和未出世孩子之間潛在的強烈依附關係，這可能是產前依附研究的延伸，也可能屬於其他研究領域。只是短期內不太可能借助腦部磁振造影，除非這一天到來，否則產前依附研究的完成度還是比不上我的諮商。我可是懷抱著好奇心，探索流產對媽媽的特殊意義，這種態度比起同情的說出一句「我很遺憾」，更能夠探詢這些媽媽的失落感。

有些人失去未出世孩子的經驗，對大家來說更陌生，例如：較少見的假性懷孕、葡萄胎和子宮外孕、做試管嬰兒療程「失敗」，或者捨棄多餘的試管嬰兒胚胎。這些案例可能更需要大家的理解，即便是未出世的孩子，也可能在心中占有一席之地。但這些案例沒有明顯的受孕，挑戰到傳統文化對「寶寶」的概念，況且過程中會接受醫療處置，也可能掩蓋喪子的情緒。

克萊兒持續的悲傷和渴望，主要跟想像破滅有關，但她心裡很清楚，她的懷孕不是想像出來的，她買來的驗孕棒證明她懷孕了。從她身處的背景和文化來看，仍有人認為她沒有懷過孕，甚至覺得她的想法很奇怪。我這才想起，我從小就很好奇西班牙菲利普二世的妻子瑪麗一世，她有一個「想像懷孕」的故事，無人不知，無人不曉。

一五五四年瑪麗皇后正值三十八歲，經歷了現在所謂的「幻影懷孕」。她似乎深信，她懷了從未真正降臨的皇子，也打從心底渴望皇子的誕生。為她寫傳記的作家指出，波爾主教（Cardinal Pole）賜予瑪麗皇后的祝福，正好是大天使加百利在天使報喜賜予聖母瑪麗亞的那段話：「妳是婦女中最為蒙福的，妳腹中的胎兒也是蒙福的。」寶寶在瑪麗皇后的體內活動筋骨，她感受到「胎動」了，就在那個時候，她的寶寶有了人的靈魂。

瑪麗皇后有虔誠的宗教信仰，加上面對政治壓力，不得不趕快生育子嗣，她本身也渴望有孩子，這些因素都可能讓她深信自己懷孕了。無論是哪一種原因，都在她的身體造成深刻影響。她的小腹持續隆起，醫生發現她有孕吐的症狀。月復一月，大家忙著為小王子或小公主的誕生做準備。精美的馬廄雕刻完成，瑪麗也預先寫好公開信，把日期空著，在"fil"（兒子的意思）預留填寫"le"的空間，以防她生的是女兒。她也做了當時孕婦常做的事情，事先寫好難產的遺言。

她預產期快到的時候，新聞透露她生了小王子，大街小巷都在舉辦慶祝活動，家家戶戶點亮營火，歡欣鼓舞的遊行。但其實沒有皇子誕生，瑪麗皇后的寶寶似乎只存在她心中。這個假懷孕事件的原因，讓歷史學家爭辯不休。有人說這是瑪麗皇后精心策劃的計謀，以便留住丈夫菲利普；瑪麗皇后也可能長了卵巢腫瘤或囊腫；瑪麗皇后的年紀可能逼近更年期，月經才會沒來；瑪麗皇后可能早就流產，但不想承受錐心之痛，就一直否認事實。

我念書的時候看到這個故事，從未想過這些潛在原因，也沒有人教我同情她的經驗，我當下只覺得，她是因為「瘋狂」相信某件事，以致脫離現實。但我長大以後，深知流產的痛苦，想到瑪麗沒有生出半個孩子，還要遭到眾人的侮辱，承受萬分的痛苦，我就於心不忍。

兩年後，瑪麗再度經歷幻影懷孕，但她不是歷史上唯一的案例[21]。現代臨床醫生把她的情況稱為「假性懷孕」（pseudocyesis），通常也會提到西元前三百年希波克拉底著作中的十二個類似案例[22]，以及佛洛伊德筆下的歇斯底里病患「安娜・歐」（Anna O）。安娜・歐一直深信她懷了孩子，她的主治心理醫生是約瑟夫・布洛伊爾（Josef Breuer），所以這個個案是佛洛伊德和約瑟夫・布洛伊爾聯合

22 文中提到有十二位女性「相信她們有懷孕」。

發表的。現在已開發國家幾乎看不到「假性懷孕」[23]和「受孕幻想」（delusion of pregnancy）的紀錄，受孕幻想是連懷孕的身體症狀都沒有。為什麼女性的心理會深深影響身體機制呢？至今仍是一片謎團。

子虛烏有的懷孕，在現代人看來，只不過是脫離現實，或是可笑的沉迷。小說中也有不少著墨，藉此呈現生小孩的渴望、求子不得的極大痛苦，例如：劇作家愛德華・阿爾比（Edward Albee）的作品《靈慾春宵》（*Who's Afraid of Virginia Woolf*），把劇中角色哈妮（Honey）寫成「假性懷孕」（「她膨脹，而後消腫」），突顯她的脆弱和憂鬱。有一天晚上，哈妮和丈夫受邀到喬治和瑪莎的家裡做客。喬治和瑪莎這對夫妻什麼都能吵，假性懷孕的症狀比哈妮更嚴重，自從瑪莎假性懷孕和假性產子後，多年來他們夫婦倆在心中虛構一個兒子。求子不得的痛苦貫穿整個劇本，讓這部文學作品歷久不衰。從這個劇本可以看出，我們對於夢寐以求卻只存在於心中的孩子，可以有多麼強烈的愛，但是這份愛卻備受外界誤解。

假性懷孕至今仍在部分開發中國家發生，一來當地缺乏驗孕技術，二來文化和家庭給予女性傳宗接代的壓力[24]。在我的專業領域中，我聽到的案例都是精神病患，但我很清楚當女性嘗試懷孕、對懷孕的渴望很強烈，難免會影響她對身體症狀的感受。

就我的經驗，女性才不會相信子虛烏有的懷孕，反倒有女性長期求子不成，開始不相信自己會懷孕。我諮商過的女性，如果連續好幾個月懷孕落空、心中夢寐以求的孩子，每個月都在幻想破滅，這時候就算有月經延遲、乳房漲大或其他懷孕跡象，也不會給自己太多希望。怪不得克萊兒會做四次驗孕，才敢確定她引頸期盼的夢想成真了。

24 Seeman, M. V., 2014. Pseudocyesis, delusional pregnancy, and psychosis: The birth of a delusion. *WJCC: World Journal of Clinical Cases*, 2(8), p. 338. 我跟倫敦執業五十年的產科醫生聊過，他說在倫敦沒有碰過假性懷孕的病例，一九六〇年代他在南非祖魯蘭（Zululand）倒是有碰過。當時男性要到遠方的礦場工作養家，夫妻一年見不到幾次面，相聚時間太短，又面臨強大的傳宗接代壓力。大概是這些女性很想生孩子，加上文化對她們的期待，導致她們深信有寶寶在體內長大；肚子會隆起，也會有孕吐的症狀。

幻影懷孕是幻想體內有寶寶的存在，但類似的「幻想」也會困擾著葡萄胎和子宮外孕的女性；即使懷孕了，卻生不出來，終究要面對流產。無論是葡萄胎或子宮外孕[25]，「心中的孩子」在生物上都不可能成立，難以喚起每個人的同情心和理解，況且大家容易把注意力放在醫療處置上。不過，母親跟未出世孩子之間的關係，不一定跟寶寶的生物存在性和發育能力有關。

「葡萄胎」意指卵子在子宮著床後異常受孕，發生機率低，每六百次懷孕只會發生一次。胚胎異常生長，就成了葡萄胎（亦即水泡狀胎），至今仍不清楚原因。「葡萄胎」主要有兩種發展方向，一是「局部性葡萄胎」，同時有兩個精子跟卵子受孕，超出胚胎成長可承受的遺傳物質，二是「完全性葡萄胎」，受精的卵細胞不含任何遺傳物質。

無論是局部性或完全性的葡萄胎，原本應該生成胎盤的細胞，一時之間長得太快，占據了胚胎正常生長的位置。只有極少數的葡萄胎（百分之十四完全性葡萄胎，百分之一局部性葡萄胎），才會對女性健康造成嚴重的傷害。一旦葡萄胎細胞過度鑽入子宮，成為「入侵性葡萄胎」，就會形成「絨毛膜癌」或者「妊娠滋養層細胞疾病」，這些都是癌症的一種，所幸現在的治癒率幾乎達到百分之百。

葡萄胎有低度罹癌的風險，需要去看醫生。女性確診之後（產檢時或流產後），必須定期追蹤幾週或幾個月，確保異常升高的荷爾蒙恢復正常。如有偵測到癌細胞，還要接受化學治療。一旦婦女有葡萄胎的病史，不僅未來懷上寶寶的機會很低，失落和心碎的故事還會添上幾筆反覆的侵入性治療。

我只認識幾位經歷過葡萄胎的女性。我還記得其中一個人，她知道自己沒有正常懷孕時，一時無法消化這個壞消息：「我從懷孕變成沒有懷孕，連我自己也搞不清楚寶寶是不是死了。醫生說的都是專業術語，說我的寶寶只是一種『異常增生』。但對我來說，那就是我的寶寶，我才不管醫學教科書怎麼說。現在有人問起，我只會說我流產過，因為要解釋整個情況實在太複雜了。」

潔西卡在流產協會網站分享她自己的故事，她也很困惑，不知道子宮外孕算不算懷孕。雖然卵子成功受孕，但卻是在子宮外部著床，無法好好長大。大部分的案例是在輸卵管著床，也可能在體內其他部位著床，只是機率較小（大約只有百分之三至五），在英國，每一百次懷孕就有一到二次是子宮外孕。以潔西卡為例[26]，她有疼痛和失血的症狀，最後演變成危及生命的緊急情況；胚胎在她的輸卵管生長，差點導致輸卵管破裂。如果放任不治療，輸卵管破裂後五分鐘，潔西卡就可能死亡。女性努力創造生命，卻差點丟了自己的性命。

潔西卡寫到她坐在餐廳，看著旁邊的媽媽抱著哭鬧的嬰兒，心裡嫉妒又悲傷，她真希望也可以抱著自己的孩子，於是她心想：「我似乎也懷過孩子，身長大約兩公分。」要是潔西卡的寶寶可以再努力往前跑，跑到她的子宮內膜著床，說不定可以平安長大。子宮外孕面臨跟葡萄胎相同的窘境，一來寶寶沒有發育能力，二來必須要接受治療，以致媽媽哀傷寶寶無法長大的心情經常被掩蓋起來。

不管醫學和文化規範如何定義「真實」，都跟母子關係的「真實性」以及媽媽的心碎程度毫無關聯。我後來發現，就算沒有驗出懷孕，女性也可能有這些感受。以試管嬰兒（或者卵質內單一精蟲顯微注射）為例，夫婦起初只知道他們未來的寶寶在培養皿存活；雖然還要再過幾個禮拜，才能夠確定寶寶會不會成為他們夢寐以求的家庭成員，但父母親跟這些幾乎無形的孩子之間，也可能有著深層的關係。

「試管嬰兒」越來越普遍，技術日益成熟，每六對難以受孕的夫妻，就有一對訴諸試管嬰兒。二〇一八年七月全球累計有八百多萬個試管嬰兒[27]。這種孕育寶寶的方式獲得普遍認可，已經沒有以前那麼多忌諱了。但現在回想一九七八年「奇蹟嬰兒路易絲」，全球第一個試管嬰兒路易絲・布朗（Louise Brown）誕生時，甚至還登上新聞頭條[28]。路易絲的父母嘗試懷孕九年，不用想也知道，路易絲的誕生有多麼令他們開心。

有些夫婦經過數個月、甚至數年的嘗試，還是無法懷上他們的孩子，不得已只好尋求試管嬰兒。一般會要求女性服藥，刺激卵巢排出比以往更多的卵子。這些卵子會從體內取出，然後在實驗室跟精子受精，再將有發育能力的胚胎植入女性的子宮，或者冷凍起來留待之後使用。如果注定沒有發育的可能，會直接摧毀或任其死亡。

實驗室人員會密切觀察胚胎，確認細胞有沒有分裂成功。這胚胎將是夢寐以求的孩子從夢想的世界誕生人世的證明，跟克萊兒四支顯示「懷孕」的驗孕棒有異曲同工之妙。但如果胚胎沒有在子宮著床，通常稱為試管嬰兒療程失敗，可能導致不亞於流產的極度哀傷。

詩人茱莉亞・科普斯（Julia Copus）寫了一系列可愛的小詩〈鬼魂〉，描述她做試管嬰兒的各個階段，這本書的書名便是出自她的詩文。她在〈卵子〉這個篇章，反思胚胎移植的過程。胚胎專家進入治療室，頭戴手術帽，看起來像個烘焙少女：

她手上拿的不是小圓麵包
而是世上最小的人兒，
靈巧的攀附在微量吸管的邊緣，
生命的邊緣。29

經典劇本《安靜的屋子》（*The Quiet House*）感動人心，深入探討我們對「最小的人兒」的強烈情感。劇作家葛瑞絲・法爾（Gareth Farr）描寫一對夫婦從不孕到做試管嬰兒的過程。潔絲和戴倫的生活逼近崩潰，每個月都在承受失去心中孩子的痛苦，卻還要眼睜睜看著鄰居為了照顧新生兒，忙得焦頭爛額，抱怨連連。

這個劇本告訴我們，做試管嬰兒療程可能會經歷哪些痛苦的步驟，而每一個步驟的結果「好」與「壞」都難以預料。

我們看著看著就明白了，為什麼在這對夫妻的眼中，每一個培養皿的胚胎，都有可能是他們的孩子。有一幕他們在等待診所打來的電話，我們看到戴倫主動接起電話，畢竟試管嬰兒療程走到這個階段，潔絲承受那麼多侵入性醫療，戴倫想盡量承擔一點責任。這一次，他得知胚胎幾天前剛受精，目前正在實驗室長大，他轉告潔絲「有五個小生命」誕生了。但其中一個胚胎沒有發育能力，潔絲心想，這個胚胎「死了」，希望其他胚胎可以活下去。

戴倫：他們會的。

潔絲：可惡，我討厭讓他們待在實驗室裡，我好痛苦、好害怕，我想待在他們身邊，我去那裡會很奇怪嗎？

戴倫：有一點。

潔絲：我們的孩子待在培養皿裡面，我想到就覺得不忍心，會不會有人把他們搞掉了？

這世上不是只有潔絲和戴倫會用「活著」、「孩子」和「死掉」來描述胚胎。潔絲想待在胚胎身邊的心情一點也不奇怪。在線上「生育社群」還會看到有人使用更多充滿溫情、保護慾、母愛的特殊名詞來稱呼試管嬰兒的胚胎，例如：胚寶（embies）。至於冷凍保存的胚胎，可能會稱為冰寶（snowbabies）和凍寶（frosties），大家紛紛為這些胚胎集氣，希望他們可以在子宮著床，成為跟我們一起呼吸空氣的寶寶。妳在網路上還會看到胚胎細胞的照片；可見人類對「生」和「死」的經驗，不一定要有意識或化身做為基礎。

十五年前我有一個同事做過試管嬰兒，其中有三個胚胎受精成功，她幫每個胚胎都取了名字，至今仍朗朗上口。有兩個胚胎植入她的子宮，其餘一個因為品質不夠好，只好任其死亡，但後來她沒有懷孕成功，那兩個胚胎並沒有著床。我跟她談過之後，總算明白她對於潛在的小孩情感有多深，她到現在還想著那個被放棄的胚胎，搞不好是可以成功著床的「小鬥士」。

我的個案莎拉，就如同我的同事，也對她的胚胎產生濃烈的感情。她最後一次試管嬰兒療程留下「多餘」的胚胎，不知道該如何處理，特地來找我懇談。我們初次見面時，她和老公四十多歲，他們的雙胞胎女兒也快要上學了。他們做了很多次試管嬰兒才懷了這兩個女兒，另外冷凍保留兩個品質優良的胚胎。莎拉對她的「雪寶」有明顯的保護慾，從我們的對話，我還可以看出更深層的情緒，我覺得那就是母愛。但她老公沒有相同的感受：既然他沒有這種感情，她就只好獨自面對這個兩難。

我們如何處置不需要的胚胎，亦即「處分的決策」，其實會受到當地的法律和診所的規定所影響。我寫這本書的時候，英國的夫妻有三個選項，一是用液態氮冷凍保存十年（也可以延長到五十五年），二是捐給其他女性和夫妻，三是同意研究之用。冷凍保存要花錢，如果直接放棄，又讓莎拉良心不安：「我看著我的雙胞胎女兒，經常會想起她們還有兩個共同基因的姊妹。如果身分互調，換成是她們被冷凍起來，另外兩個冷凍胚胎來做我的女兒，會是什麼光景呢？當我想到這裡，就很難放棄這兩個胚胎。」

莎拉為了做決定，做了大多數個案都會做的事情：拚命上網找資料，跟類似狀況的女性聊一聊，畢竟同病相憐的人似乎最能夠理解。她無意間看到鮮為人知的「慈悲植入」（Compassionate Transfer），不捐贈，也不做試管嬰兒，而是在沒有懷孕風險之下，植入女性的陰道和子宮——可能是在月經週期或更年期植入[30]。

這個選項很吸引莎拉，畢竟這兩個胚胎可能是她雙胞胎女兒的手足，任其單獨面對死亡，跟她的母愛本能有所衝突，但她做試管嬰兒療程的診所並沒有提供「慈悲植入」的服務。根據美國國家不孕協會 RESOLVE 的規定，有多餘冷凍胚胎的父母可以接受慈悲植入，但不是所有診所都有這個選項。莎拉對自己和「雪寶」的感情深信不疑：「我希望他們死得其所，不用獨自走向死亡，而是跟著我一起面對。這兩個胚胎讓我們有生孩子的可能，唯有這樣做，才可以好好感謝他們。」我們甚至可以說，莎拉自願經歷某一種形式的流產。

要不是生育技術日新月異，莎拉也不用面臨這種窘境，但她的故事向大家證明，「技術上」或「生物上」不可能長大的孩子，也會讓我們萌生強烈的感情。為了盡可能理解流產的痛苦，我們必須從現在開始相信，流產經驗也可能隱含如此細膩的個人濃烈情感。這份情感不只存在於孕婦的身體，也存在無數人的心裡。

CHAPTER 2

偏離常軌

12 週前的遺憾——早期流產

我凝視玫瑰花蕾許久...
正當我覺得她夠強壯了，
她卻在下午綻放，在傍晚凋謝。

（Christina Rossetti, 'Symbols', 1849）

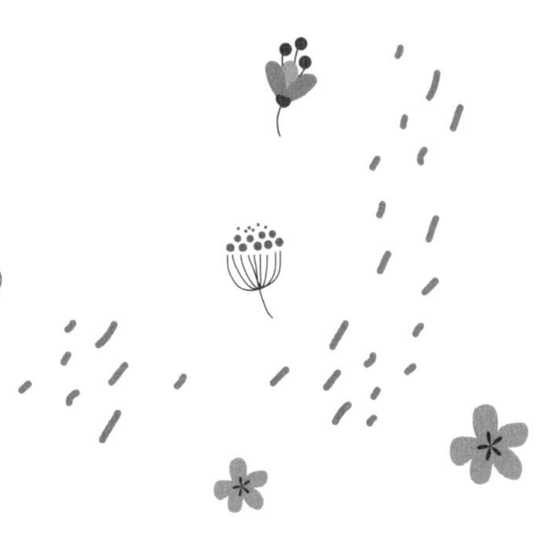

我還記得第一次懷孕，一開始就有陣陣大出血，這顯然是懷孕失敗的可怕徵兆，所以我很擔心在那幾週流產。流產大多發生在妊娠第一期（十二週以前）[1]。每四次懷孕就有一次會流產，我實在很有理由做最壞打算。但是大部分女性總以為流產不會發生在自己身上，沒有準備好迎接流產的過程，包括可能面對的身體痛苦和醫療處置，以及流產所帶來的矛盾感受。悲傷、罪惡感、自責、自我挫敗、自我貶抑、憤怒和嫉妒，都有可能突然襲來。經歷流產的夫妻不確定自己會悲傷多久，不曉得自己會有多麼悲傷，也沒有信心說出自己的經歷，只好永遠閉口不談。

「早期流產」包含各種經驗，自從確認懷孕、直到妊娠第一期結束，都屬於早期流產的範疇。妊娠第一期結束時，「胚胎」早已變成「胎兒」，胚胎著床後，大約在第八週轉化成胎兒。目前統計研究只納入醫學確診的懷孕，包括超音波或抽血等驗孕方式，卻排除私下買驗孕棒驗孕，所以早期流產的實際發生次數，可能比我們估計的更高。有人估計高達三分之二的受孕都沒有活產[2]，這是因為發生難以偵測的受孕失敗現象，例如胚胎都還沒在子宮著床，或者胚胎著床不久就出錯了。目前為止，這些神祕難解的生命跡象仍無法追蹤，但搞不好再過幾年就可以了！懷孕也曾經難以偵測，可是現在就容易多了。只不過，如果可以偵測這些流產，想必會讓許多夫妻傷透了心。

早期流產一定會出血，日子一久，血量和疼痛程度都會超越一般的月經。女性更應該注意的是，可能從陰道排出血栓和胎盤組織，最後還會排出寶寶（可能是透過正常子宮作用，或者藉由處方藥或手術排出）。有時候沒有一次排乾淨，還需要重複一次或多次手術。我們往往礙於恐懼和厭惡的情緒，不願理解這種重創身心的失落感，也不願意明白早期流產的錐心之痛。

露西就如同我許多個案，不覺得流產會發生在自己身上，她已經有一個兩歲的兒子，叫做弗瑞迪。第一次懷孕時，安然度過三個懷孕難關：一下子就受孕了、小孩足月出生、順利生產。她懷第二胎時，到了懷孕第九週，竟然意外流產，哀痛、悲傷、憤怒、罪惡感和嫉妒的情緒席捲而來。這些感受有時候會互相衝突，尤其是她很想再懷第三胎，一邊還要哀悼她死去的孩子，一邊又要照顧她現有的孩子。我們初次見面時，正好是她流產後幾個月，她還沒說半句話就淚眼盈眶。

露西分明是遭逢厄運，卻急著跟我說她有多幸運。她正如其他許多流產婦女，不敢盡情釋放所有的痛苦。這種心境是可以理解的，畢竟親朋好友對她的慰問，大多強調她的好運：「至少妳還有弗瑞迪」、「還好是在早期流產」、「妳的婚姻很幸福」。她很怕說出「不知足」的話，但就是因為這樣，她無法盡情傾訴她的失落。

露西這兩次懷孕，都很努力孕育未出世的寶寶，我總算明白她是一個完美主義者。她從小就是這種個性，但我發現她在寶寶受孕前，就給自己太大的壓力，期許當一個完美的媽媽。露西在懷孕前和懷孕期所有的選擇，一律經過審慎的思量，包括該買哪一款葉酸來吃、該攝取什麼樣的飲食、甚至該使用何種染髮劑。她很早就做好自然產的打算，堅持不使用止痛或醫療干預，最後成功產下了弗瑞迪。後來就算弗瑞迪不太會含乳，讓她深受其苦，她仍堅持繼續哺乳。我們談到為人母的經驗時，不時聽到「成／敗」二元明顯的對比，這種言論也在露西失落的經驗中反覆出現。

露西很清楚自己還想生第二胎，所以努力提高生育能力，但萬萬沒有想到會經歷胎死腹中。我也有過這種無知的喜悅，我初次試著懷孕時，聽過各種懷孕生子的故事，但就是不包括流產。我媽媽流產過三次。我記得小時候，媽媽曾經跟我說過其中一次流產；我們剛好要到朋友家吃中飯，她趁車子停在屋外的空檔隨口一提。但這種事情對於當時六歲的我，只是「另一個世界」的神祕事件。後來一直到我失去自己的寶寶，我們都沒有再聊過那一次流產，更別說我媽其他兩次流產經驗。懷孕可以生出寶寶，對我而言本來是一件神奇的事情。但後來我上高中，懷孕卻變成一件要極力避免的事情。

我青春期在學校接受的「性教育」，對於避孕的必要性和用途只有輕描淡寫帶過。生物課本只有用插圖呈現寶寶在子宮生長的過程，或誤以為懷孕充其量只是沒做好自我保護才會發生的現象。老師當然也沒有告訴我們，原來每六對夫婦就有一對難以懷孕或無法懷孕，甚至有高達百分之二十五的懷孕是在十二週之前就提早結束。正當我們忙著衝事業的時候，流產的風險也在急劇攀升。英國社運人士正極力改變現代學校課程，讓學生提早認識這些議題[3]：我們必須讓下一代有

3 最近發起的「生育教育計畫」（Fertility Education Initiative）。https://britishfertilitysociety.org.uk/fei/

心理準備迎接夢碎，學會去思考和談論流產。

等到我第一次懷孕，我們特地借來公認的「懷孕聖經」[4]，但是我看了也沒有做好孕前教育。這本書只在最後的章節，簡短介紹三個妊娠期和分娩時的流產，我經常翻閱的卻是前面的內容。我當然不會想著肚子裡的孩子可能胎死腹中，可是如果懷孕書籍和孕前教育能夠正視流產及其影響，有可能會激發更多新的對話。否則當時大家都很避諱談流產，就算是現在也沒有很多人願意說。

露西跟我傾訴她失去孩子的故事，從她想要懷第二胎開始說起。她兒子弗瑞迪一歲時，她和老公卡斯決定再拚第二胎：「我們希望兩個孩子年紀相仿，我對於第二胎滿懷信心。」她當時三十五歲，想說不會像第一次那麼順利，但她試了三個月就成功受孕了。「我們兩個都很興奮！我自己也沒想到這麼快就懷上第二胎。我還以為會像生弗瑞迪那樣順利，起初可能有一段時間會孕吐、人比較疲倦，後來就會好轉，看著肚子一天一天大起來。」果然，她驗孕後幾個禮拜，開始出現第一次懷孕的症狀，包括疲累和孕吐、強烈的嘴饞，當然還有滿心期待的規劃未來。

露西和卡斯歡欣鼓舞的往前看，規劃有兩個小孩的新生活。他們要擬定新的育兒計畫，還要存錢買更大的車。露西先暫緩手邊的事情，努力撐過懷孕初期的不適，相信一切會在懷孕第十二週好轉，就像之前懷弗瑞迪一樣。「我每天都拖著沉重的腳步上班，感覺糟透了。沒有人知道我懷孕，我不想讓老闆知道我又要請產假。我從來沒有想過會出差錯，只覺得一切如常。」就在她懷孕第九週，沒有任何前兆，有一天露西早上起來，明顯感受到哪裡不太對勁。

「我那天起得很早，感覺怪怪的，我再也沒有孕吐，只覺得子宮很沉重，這是我從未有過的感受。一週前我剛去過醫院，跟助產士『預約』看診。出事那一天，產前照護部門一開門，我就打電話過去了。卡斯還覺得我大驚小怪，畢竟我沒有任何症狀，只是有點擔心和害怕。」助產士建議露西等到有出血或疼痛，再打給早期妊娠門診，否則「只要靜觀其變，不用太緊張，可能沒什麼事」。

這段話並沒有安慰到露西，她有一股強烈的不祥預感，可是孕婦的看法難免會受到專業醫療人員的左右，尤其是在焦慮的時候。英國產前照護開放給所有孕婦使用，如果在定期產檢之間有任何需要，都可以接受額外的檢查、篩檢和使用相關資源，這樣的待遇比其他很多國家好太多。但我跟很多女性都認為，現在懷孕和分娩的經驗過度醫療化，孕婦的聲音很容易被規定和程序給淹沒，也因為服務時間和人員不足而不受到重視[5]。

這隱含了矛盾和弔詭：一方面我們痛恨過度的醫療干預，也痛恨我們被當成病人而非個人，另一方面又仰賴科學和醫學來提供解答和解方，等到它無法發揮效果再來極盡挑剔。不過說到流產，我們倒是很有理由挑剔醫學。醫學研究相對晚近，直到近期才開始注重流產的原因和預防[6]，許多解答和解方都還不夠成熟。女性的流產經驗也是直到最近才開始被納入身心經驗的範疇。

露西懷弗瑞迪和生他的時候，極度仰賴自己的直覺，不時跟醫療意見產生衝突。那時候弗瑞迪過了預產期還沒出生，她堅持拒絕醫生為她引產，反正不管標

5 英國皇家婦產科學院（RCOG）就有針對這個問題，發起「女性的聲音計畫」。

6 審訂者註：應該是因為不明原因的流產佔整體因素百分之四十，尤其懷孕初期變因很多，才會覺得較少重視或預防。

準「流程」怎麼說，她就是堅信弗瑞迪很安全。她沒有乖乖進行每一次的產檢，寧願仰賴自己身體的直覺。當她聽到助產士說，「只要靜觀其變，不用太緊張」，她的直覺再度跟醫療「聲音」起衝突。只可惜醫療體系不採信她的意見，令她大為沮喪。

女性對於自己懷孕的身體自有一套想法，自古以來就跟「醫療專家」的想法有所衝突，有時候會爆發緊張的意見攻防。數個世紀以來，「真」懷孕和「假」懷孕的診斷爭議不休，尤其是現代初期的歐洲，女性為自己犯下的罪行辯護時，可能會「用肚子來求情」。如果是「真的」懷孕，而不是假的「葡萄胎」，就可以避免死刑。但法院不一定會聽女性的意見，有時候可能是「醫療專家」的意見勝出[7]。例如：有時候女性覺得自己懷孕了，卻無法說服法院。就連露西這種現代女性，她自己子宮的情況仍要接受外界的信任檢驗，有時候大家會聽取女性的聲音。但是很遺憾，有的時候大家卻充耳不聞。

露西跟助產士聊過之後，把弗瑞迪送到托兒所，緊接著就去上班了。但她擔心情況會惡化，一直無法專心。露西說：「我整天都在想著助產士說的話，費了好大的力氣不去想我的身體，但是做不到。」後來當天晚上，她哄弗瑞迪睡覺的時候，問題變得更嚴重了，露西發現褲子上有血漬。「我知道出問題，但就是不願意相信，我不知道能不能安然度過。卡斯打電話給我妹妹，請她過來照顧弗瑞迪。現在這個時間，早期妊娠門診下班了，我們只好去掛急診。」

要是露西可以提早幾個小時出血就好了，這樣她還有機會接受專業人員的照顧。早期妊娠門診比較清楚早期妊娠的危險和惡化速度。一九九〇年代英國開始廣設「早期妊娠門診」（Early Pregnancy Units），對於憂心忡忡的準父母來說，這絕對是富有同情心的照護場所。反之，有流產風險的人不太可能在急診室受到最適當的照護，除非生命面臨嚴重的威脅，例如：可能致人於死的子宮外孕，或者嚴重大出血，否則流產去急診室並不適合。顧名思義，急診是針對病人或傷者立即提供急救或搶救，而不是針對露西這種經過臨床診斷為「安全」，只是擔心她摯愛的寶寶有生命危險的女性。

露西和卡斯掛急診的那一天，幸好是禮拜一晚上，以市中心的急診室來說，還算是比較平靜的夜晚。檢傷護理師很快就來檢查露西的狀況，接下來還要等待醫生問診，醫生先評估她的情況，才會呼叫專門的婦科醫生。露西一邊失血，一邊等待診斷，還要一再重複說明她的病況，真是折磨人。「我們等了三個小時，才開始接受適合的檢查，我們一起坐在病床上，這是一個狹小的空間，周圍都拉上門簾，不時聽到有人痛到失聲尖叫，我們倆一直緊握著雙手。兩個人擠在一起不太舒服，卡斯想找一張空椅子，怎麼找都找不到。我當時並沒有大出血，但我實在太擔心情況惡化，壓根忘記要帶衣服。我們好想趕快知道情況，最後總算等到了醫生，她很親切，一副胸有成竹的樣子，彷彿她見過無數個像我這樣的女人。」

醫生檢查露西軟化的子宮頸，確認她的孕期已經結束，現在最好回家「順其自然」。醫生宣布這個噩耗時，沒有到個別的房間，也沒有把露西轉到更舒適的病房、避開一片混亂的急診室。露西耳邊不時傳來各種機器聲和陌生人的聲音，就連醫生的診斷都聽得不太清楚，所以她一直覺得這段記憶「很不真實」。

早期流產的「預期處置」本來就是「順其自然」，這是大多數醫療人員建議的第一步。尤其是孕期九週以內，這種流產無法避免，任何人都無力阻止。露西穿好她血跡斑斑的衣服後，醫生倉促說明她接下來的安排，包括預約追蹤檢查，還有給露西一本建議手冊。露西對於這段可怕的人生插曲一直記不太清楚，但她倒是清楚記得，那位醫生很強調按照規定來，而且醫生忘了說「我很遺憾」。

「我靠在卡斯的手臂哭泣，完全聽不進醫生說的話。我想知道流產的原因，還有流產的後續情況，但她無法保證會持續多久，或者會有多麼痛苦。她最在意的似乎是我必須『排光所有受孕組織』，但我不確定這是什麼意思。醫生也沒有說清楚，我們親愛的孩子究竟是垂死，還是已經死了，我們根本不清楚現在是什麼情況。」露西和卡斯只拿了止痛藥和回診單就離開醫院，也沒有拿到什麼建議手冊，因為醫生根本找不到。卡斯打電話叫計程車，露西讓自己的身心做好準備，迎接流產的後續。

英國每年大約有十三萬七千位女性，曾在妊娠初期經歷疼痛和出血，到醫院就診；每年大約有五萬人因為早期流產住院[8]。我們很難找到其他國家的數據來做比較，一來各國對於早期妊娠的定義不同，二來各國病歷的記錄方式不一。正因為缺乏明確的資料，無法進行準確的流產比較研究，臨床領域才會如此喪氣[9]。但

9 一直有人想統合第一孕期的分類和術語，但是到底能不能成功，就只有時間可以證明了。

無論這些數字有多麼模稜兩可，我們可以確定的是在全球各地，在急診室治療流產的情況時有所聞。

急診室依照治療規範必須以急性照護、大災難和意外為主。對於沒有跟醫生約診，或者要在閉診時間看病的人，不失為一個照護「安全網」。然而，急診室始終有專業人力不足的問題；很不幸像露西的例子，這種先兆性「直接」流產，容易被視為一般醫療事件，幾乎忽視或完全忽視潛在的悲慘感受。對露西來說，流產是一件「生死交關」的事情，她的寶寶、她無緣的孩子、弗瑞迪的手足就這樣死了。

身為急診室的一員，為露西檢查的醫生，一旦面臨先兆性流產的病患，如果發現流產是無可避免的，通常會先排除對於女性生命的立即危險，再來決定最佳處理方式。他們不太會想到其他層面，例如：流產可能造成的各種情緒影響。研究顯示，急診室的醫療人員就如同一般人，很容易忽略早期流產婦女的情感需求，誤以為經歷死產或新生兒死亡的女性比較傷心[10]。後期流產通常有不同的治療流程，不可能直接返家，但並不表示早期流產的情感需求就比較低。

有一位家醫科醫生跟我說，她自己經歷兩次流產，十五年前曾經受過婦科訓練：「我當時在倫敦繁忙的急診室受訓，每次輪班可以看到八、九個先兆性流產婦女。如果那時候的我，可以跟現在的我一樣，明白失去寶寶會有什麼想法和體會，我絕對會以不同的眼光看待那些病患。」自從發現急診室需要加強流產照護的訓練，大西洋周邊國家開始發動改革[11]，例如：美國周產期協會（National Perinatal Association）建議把露西這樣的病患，視為正在經歷潛在的「情緒急症」，需要適當的同情、關注和隱私，絕非只是承受懷孕併發症的女體而已[12]。不過，這些培訓尚未成為主流，醫院也沒有足夠的單人房，以致像露西這樣的女性經常被邊緣化、被忽視、被遺忘[13]。

露西即將失去她的寶寶，卻沒有獲得同情，也不清楚流產期間和之後會發生什麼事，甚至不知道流產何時會發生。醫生只說「順其自然」，這樣的作法不夠完善；露西根本不知道字面的意思，也不知道怎樣才算正常、怎樣該擔心。她不知道小寶寶會以什麼形式排出來，該不該把小寶寶保留下來能不能保留下來，如果保留下來辦葬禮，以及有什麼程序要走。她也不清楚會經歷多大的痛楚。醫生原本要拿給她的建議手冊也不見蹤影，但如果是我看過的那種手冊，也不可能涵蓋全部的真相[14]。

大家通常會避免討論身體的生育功能，但沒想到部分醫療人員也喜歡把話說得含蓄委婉一點，可是我面談過的女性都很想知道流產對她們的影響，越清楚越好，越詳細越好。妳只要上流產網路論壇，就會知道有多少女性依賴彼此來填補知識缺口，得知自己流產期間和之後會有哪些身體變化[15]。這些貼文經常生動描述整個過程（還會在一開始跟大家道歉，提醒「文長慎入」），有一堆關於出血、血栓和疼痛的問題，當然也會問到月經何時再來、何時適合恢復性行為。

露西也有很多尚未解開的謎團，但是她沒有上網找答案，後來幾天她的症狀惡化了，她越來越擔心未知的未來。「我什麼事都做不了，只能夠痛苦的等待，根本是人間地獄。我也不知道會有多痛，我看醫院只是開個止痛藥，心想不會太痛，但真的很恐怖。我一直不舒服，疼痛來的時候，我在臥房來回踱步，或者蜷曲在床上。我一直在回想自己生弗瑞迪的時候，比較這兩段經驗有什麼不同。一時之間，我感覺有東西塌掉，子宮頸正在承受巨大的壓力。」

她感覺小寶寶快要出來了，趕快跑去浴室，這是她唯一想得到的地方。卡斯從頭到尾都在她的身旁跟前跟後。她第二次懷孕沒有做什麼準備，唯一的準備就是她生過弗瑞迪的經驗。她第一次懷孕可是有完整的期待和計畫，她知道到時候有誰陪伴她、在何處進行、聽什麼音樂、做什麼冥想來止痛。但是她對於這次的流產毫無防備。「卡斯陪我坐在馬桶上，我放聲大哭，過了一下子，所有東西都排出來了。我很清楚弗瑞迪出生的時刻，但是流產的那一天，我已經分不清什麼才是我，什麼不是我，我甚至不知道該不該用『出生』這個詞。」後來露西也不知道「寶寶」、「媽媽」或「手足」這些用詞恰不恰當。

女性通常是在家裡的浴室經歷早期流產，完全沒有接受醫療干預，所以我們永遠無法確認有多少案例，全世界沒有任何國家會記錄這種憾事，英國官方紀錄也不會記載懷孕二十四週以內失去的寶寶（難以準確統計）。我們到底該不該登記懷孕二十四週以內的流產呢？這在英國是一個令人激動的生命議題，下一章艾瑪和簡恩的故事會有更深入的探討。我寫這本書的時候，英國臨床指導方針鼓勵在家「處置」早期流產，盡量避免醫療干預，除非基於臨床考量非做醫療干預不可，或者之前懷孕受過創傷[16]。

流產可能像露西的例子來得快，也有可能拖延好幾天或好幾個禮拜。我們不習慣分享這種私密的生產故事，但我有自己的堅持，對於這種人生重要的時刻，無論如何絕對要表達好奇。如果我不這麼做，露西可能不會吐露更多細節。露西說：「我知道排完了，但我想確認寶寶有沒有排出來，我把手伸進馬桶，撈起一點血淋淋的肉塊。卡斯不想看，但我把它握在掌心，仔細端詳，看起來是一個小胚囊，裡面有寶寶，但寶寶只有幾公分大，我可以看到迷你的腿和手，還有連接他肚子的臍帶。我一直追問卡斯，醫生說的『受孕物質』到底是什麼，因為我怎麼看都覺得不是我手上的東西。」

露西接著責怪自己做了很多女性會做的事情：「我慌了，我把他放回馬桶，直接沖掉。」只有極少數女性知道怎麼「處置」早期流產的小寶寶，沒有人告訴露西，有的人可能想要保留寶寶的遺體，以便舉行葬禮，以及如果有這個意願，該如何保留遺體。況且她也不知道，如果她想公開埋葬或火化她的寶寶，還要從醫療人員那取得流產證明，確認寶寶是因流產而死，才能夠進行土葬或火葬。露西也不知道，如果她有意願，可以把寶寶埋葬在自家花園或其他地方。如果她早點知道這些資訊，搞不好能夠在她的社交圈，創造一個自然而然談論這件事的場合，畢竟舉辦喪禮本身，通常意味著人命的消逝。

弗瑞迪出生後，卡斯負責剪斷臍帶，助產士再把孩子交給露西，讓他趴在露西的乳房上，她沒想到彼此會如此親近，還有他全身上下都完美無缺。她數一數他的手指和腳趾，卡斯也在做同樣的事情。但是這一回，露西流產後捧在手掌心的寶寶，看起來跟弗瑞迪很不一樣，根本看不出來像誰。我懷疑露西不太可能用相同的方式，跟親朋好友訴說她初次見到弗瑞迪和第二個寶寶的經歷，她或卡斯也不太可能拍照記錄流產的時刻。我們不習慣看到胚胎的形體，露西回想起這段親密的時刻，依然受不了那種五味雜陳的心情，融合了無條件的愛和不安。

從古至今，一般人看到發育初期的人體，都會引發內心的不安。十七世紀英文作家瑪麗・凱里夫人（Lady Mary Carey）留給後世一些優美的作品，寫作靈感來自她擔憂自己會難產而死。她最長的一首散文詩，也是她寫的最後一首詩，在一六五七年完成，寫到她第八個寶寶流產。我們要聽到古代女性流產的感受並不容易，她在當時發生早期流產，別人可能會懷疑她沒有懷孕，她在這首詩堅持自己有懷孕，而非「假懷孕」，畢竟她有多次懷孕的經驗。但她看到令人不安的未成形小寶寶，心情也跟露西一樣，複雜到了極點：

我生出什麼？
可鄙的生物？
小胚胎？毫無生命，也沒有容貌。[17]

露西和瑪麗・凱里夫人的反應猶疑不決，但年輕女性妮可就不一樣了。她在YouTube刊登將近八分鐘的影片，記錄她如何處理懷孕八週半的寶寶[18]。她還在影片加上文字介紹：「這段影片有點長，但我覺得還是要分享出來，說不定有人想知道寶寶在哪裡生長。」這個寶寶的胎齡比露西的寶寶還要小一週，但妮可處理寶寶迷你身軀的樣子，倒是充滿自信。她從體內排出寶寶後，只休息二十分鐘就開始拍攝，她對著鏡頭說，她相信這是一個小男孩（但肉眼應該看不出來）。後來她貼心提醒大家：「現在要讓你們看寶寶了。」

妮可的動作細心又輕柔，細心解釋她的「小兒子」待在完整的胚囊裡，手腳尚未發育完全，但手指已清晰可見，腳趾發育得差不多，還有一條貌似細線的臍帶，以及剛發育的腸道和眼睛。妮可的態度溫柔坦率，讓人看得感動不已，我寫這本書的時候，她的影片已累積五十多萬點閱率，可見她「有點長」的影片接受度頗高[19]。妮可的語氣充滿愛意（可能就是母愛），我欣賞她把難得一見的經驗結合文化和YouTube，直接坦率的分享出來。

妮可想讓觀眾了解流產的心意，反倒安慰了流產後的她，她頓時多了一個生命目標。許多女性也是基於相似原因，積極參加現代流產研究試驗，對於知識發展功不可沒。要不是這些女性及家屬願意捐出流產的寶寶做研究，胚胎學也不可能有這些進步。有一份發人省思的研究論文，探討十九世紀美國中產階級女性對於胚胎學的莫大貢獻。德法胚胎學家在歐洲醫院和實驗室開闢新的研究天地；美國研究人員和醫生也開創了新的科學研究領域，直接在流產女性的病床邊進行研究[20]。

十九世紀的學術研究期刊記錄了流產後臥床的女性，把流掉的孩子交給一旁守候的醫生，醫生再到其他地方研究這些「樣本」，這些流產女性似乎從整個過程獲得寬慰或欣慰。古代的女性不同於妮可或露西，當時並沒有安全可靠的避孕方式，她們早已懷過很多孩子。如果流產的經驗可以對胚胎科學有所貢獻，她們的心情可能會如釋重負，能夠化悲憤為正面的力量。只不過露西生在不同的時空，不僅無法如釋重負，也無法為醫學研究貢獻心力，好讓自己舒坦一些。

露西經歷流產後，好幾個禮拜陷入極度悲傷。有時候情況好一點，儘管心情低落，還是能夠「勇往直前」，期待自己像以前一樣快樂。有時候情況很糟，滿腦子都想著寶寶，比方原本預計懷孕滿十二週做產檢的那一天，是她要跟大家公布喜訊的日子，不料寶寶卻在第九週流產了。幾天後她收到醫院寄來的信，提醒她沒有出席產檢，這種管理疏失以白紙黑字提醒她，加上世人多有「遺忘」，她一整個氣炸了：「朋友確實有對我釋出同情和善意，但大家很快就遺忘了，我流產十天後帶著弗瑞迪去參加聚會，就沒有人再提起流產的事情了。」

我還記得流產之後，收到好幾次「門診爽約信函」，醫院犯下這種管理疏失，令我氣憤不已。有人開始呼籲醫院，把流產的結果通報院內所有單位，以免醫院誤寄門診爽約信。現在醫療人員似乎比較用心，會通知同事「名單上」有哪些孕婦已經妊娠終止。但還是會有失誤發生，像露西的例子，就造成她極大的痛苦。

露西還沒走出傷痛，但已經準備好再次嘗試懷孕，她想要再拚一胎。她想再生一個孩子，不是要「取代」流產的孩子，而是想再生一個可以存活的孩子。雖然弗瑞迪帶給她莫大的慰藉，但是並無法取代她失去的孩子。卡斯想要緩一緩，因為他看得出來，流產對露西的衝擊有多大，露西卻相信自己已經準備好了。事實上，這個決定帶給她強烈的罪惡感，彷彿她這麼做是在忘記她死去的寶寶。她一直責怪自己把他當成「垃圾」沖掉，還有把注意力都放在弗瑞迪身上。

女性流產後，罪惡感通常會揮之不去，還會懷抱著另一種類似的感受——自責，尤其是剛開始釐清流產原因的時候。露西自認為流產是她「造成」的，但根本沒有人可以確定流產的原因，更何況她寶寶的遺體並沒有接受驗屍。就算露西把遺體留下來帶去醫院，也不太可能驗屍。大多數流產都不會接受調查，至於有接受調查的流產（經歷「復發性流產」或三次連續流產，然後轉診到專科診所），仍有超過半數不知道確切的原因。「偶發性流產」或「一次性流產」，最有可能是胚胎發育期的生理現象所造成的，例如：嚴重的染色體問題或結構異常，進而妨礙胚胎生長[21]。

染色體本來就會發生隨機錯誤，導致有些人認為人類的生育機制缺乏效率，但也有人認為這種異常是不可或缺的機制，可以拉長兩胎間隔的時間。有人說，兩胎之間有間隔，一來父母可以好好照顧身邊的嬰兒，以免搞得精疲力竭，二來女性也有時間從生產復原。況且生出有發育問題的寶寶，反倒是來受苦，所以許多人認為流產是「物競天擇」。然而，這些更宏觀的智慧並無法排解露西的哀傷，她也永遠無法確定自己的寶寶是否有染色體異常的問題。

心理學「認知處理理論」（cognitive processing theory）告訴我們，當我們面對高壓的經驗，需要調適心情的時候，格外需要創造意義。每個人經歷喪親之痛，都想知道「為什麼」。我跟女性聊到流產時，她們幾乎都提到自己不清楚原因，要是她們知道問題出在哪裡，就會更有創意去面對困境。給她們一個解釋，可能是讓她們繼續努力下去的關鍵[22]。現在實驗室忙著招募女性調查流產的原因，但還要好幾年的時間才能夠提出解釋。

露西就如同其他許多女性，與其把流產怪到別人頭上，還不如怪罪自己，心裡浮現一堆「早知道應該……」的念頭來回懲罰自己：「我不應該那麼拚命工作的，我在流產前一週爬過梯子，繪製一個巨大的劇場布景。我應該要戴口罩，以免吸入油漆的氣味。我應該忽視助產士的話，早點去醫院。」露西的個性就是這樣，很容易把矛頭指向自己，但我對於這種思考邏輯一點也不陌生。

以瑪麗・凱里夫人為例，她有一篇優美的詩文反思流產經驗，同樣也透露出這種自責的邏輯。她這首詩並沒有出版，寫於新教時期，堅信上帝的全視之眼和引導，把女人生孩子和生育的痛苦全部歸咎於夏娃在伊甸園犯下的罪過。她認為流產是心靈昇華必經的懲戒，她似乎也同意上帝的解釋，但她還是想知道自己做錯了什麼，為什麼她還會遭到懲罰：

我只求我親愛的上帝
祂為什麼拿著手上的杖？
祂看到什麼？
有什麼不對的事情嗎？[23]

露西不認為她會流產是因為上帝要懲罰她，但還是很想知道她到底犯了什麼「錯」。我們自古以來就認為，女性在孕期的行為會影響懷孕結果。西元二世紀，醫生索蘭納斯（Soranus）建議羅馬女性在高危險的妊娠初期，盡量避免一些風險，因為大約在受孕後三十至四十天，精子隨時可能被排出。女性有一長串的危險動作都不可以做，例如：驚嚇、悲傷、驚喜、咳嗽、打噴嚏、提重物、聞到刺激物質（如大蒜或洋蔥），或者任何會帶來驚嚇的事物。看到這裡不禁令人懷疑，羅馬時代的孕婦到底要怎麼過日子[24]？

這些嚴密的規定，就這樣持續流傳了數百年之久。十七世紀傳遍全歐洲的助產士手冊，隨處可見這些傳統思想。到了二十世紀初，情況也沒有太大的改變。影響力甚鉅的美國醫生喬瑟夫・德萊（Joseph DeLee），有「現代產科之父」的美譽（但其實他毀譽參半，因為他把生產醫療化備受批評）。他曾經提到搭車對孕婦的威脅（無可否認，以前搭車會比現在顛簸）。此外，去海邊游泳、性交、泡熱水澡和冷水澡，甚至連滿懷欣喜也有危險性[25]。雖然現在看來，這些傳統建議有點奇怪和可笑，但現代女性把流產怪罪到自己身上時，主要還是怪自己做的一些日常瑣事，例如：打網球、吃辛辣的食物、站得太靠近烤爐。最近有一份研究[26]指出，大約有三分之一女性把流產歸咎於自己的行為，我看到還滿訝異的，本來以為會更高。

我們不是很清楚，某些「生活方式」跟「偶發性流產」風險的關係，也不知道這跟「復發性流產」風險有什麼關聯，但大家還是普遍相信女性不應該抽菸，應該維持健康的身體，限制酒精和咖啡因的攝取[27]。最近有關復發性懷孕的治療守則，也是給出相同的建議[28]。其他流產風險包括孕婦接觸有毒化學物質，服用處方藥和非處方藥，接觸李斯特菌、弓漿蟲或沙門桿菌，懷多胞胎或高齡產婦等。露西懷孕時已經高齡三十五歲，至少符合一項流產風險，讓她更有理由怪罪自己。

「高齡產婦」（例如：超過三十五歲）卵子的數量和品質都在下滑；「高齡爸爸」（例如：超過四十歲）也是復發性流產的風險因子[29]。二十至二十四歲女性的流產風險大約是百分之十，三十五至三十九歲暴增為百分之二十五，四十到四十四歲又暴增為百分之五十一[30]。我諮商過的女性大多數都很清楚「不要太晚生」，但我還沒遇過一個女性成功解開這個困難的方程式，順順利利在自己理想的生育年齡，建立一段長久的關係，同時追求專業的事業表現。人生不一定會照著公式走，但女性並不會因此臣服於現實，停止怪罪自己。

古代人希望孕婦盡量不要「精神興奮」或者有「強烈情感」，這種擔憂至今仍以新的形式延續下來，例如：有一些研究指出，情感創傷、人生大事和工作壓力，都可能跟流產有關[31]，只不過還需要深入的研究，才能夠加以確認或駁斥。「壓力」對懷孕的影響，格外需要注意，女性很容易拿這個模糊的概念來攻擊自己，尤其是找不到其他流產原因的時候。最近還不乏一些令人困惑的建議，先說「壓力跟流產風險的關聯還不夠明確」，接著卻說「壓力跟復發性流產有關，但是別忘了現在還沒有證據可以證明壓力會直接導致流產。[32]」英國國民保健署也在網站上表明，壓力並不會提高流產的風險[33]。

有些研究試圖探討壓力和不孕的關係，通常會刊登在大眾媒體，影響普羅大眾的想法；我就聽過許多女性把這些資訊套用在自己的流產經驗上。但根據這個領域的專家傑克・波伊文（Jacky Boivin）教授的說法，研究人員對於影響生育的心理因素未有定論。波伊文指出，壓力對「行為」的影響比較大，例如：疏於照顧自己。別忘了人類在面對戰爭、饑荒和貧窮等極度壓力時，依然能夠生兒育女。她建議未來的研究應該強調如何避免壓力的影響，而不是防堵無可避免的壓力[34]。

不過，即使有這些研究，我認識的女性還是會擔心壓力影響肚子裡寶寶的健康，畢竟這是最容易歸咎的原因，到處都可以找到例子。近期研究顯示，美國有四分之三接受產檢的女性，認為媽媽的壓力對懷孕結果有負面影響，高達三分之一認為，孕婦應該避免參加葬禮或觀賞暴力影片，以免情緒不安[35]。我希望未來幾年有更多科學和醫學研究來破除這些迷思，讓女性可以放過自己。

我的專業領域可能也是共犯，害大家把流產和不孕都怪到孕婦頭上。自一九三〇年代以來，心理學論文經常從複雜的潛意識矛盾（以及佛洛伊德的情緒衝突理論）來解釋女性的生育問題，認為這些不利於懷孕和胚胎生長。其中一些論文甚至做出惱人的解讀，例如：一九六〇年代後期兩份研究[36]認為，女性懸而未決的心理問題會導致流產，其中一篇提到「施虐和受虐的矛盾」，另一篇論文歸咎於「女性認同不足」。雖然我不認為現代心理治療師還抱持這些想法，但我確實聽過同事從沒有化解的童年創傷來討論流產。

露西的罪惡感無孔不入，不久就跟流產後另一種常見的感受糾結在一起，那就是嫉妒心。她受不了看著其他孕婦的肚子隆起、聽到其他夫婦剛懷孕的好消息。「每一天都在提醒我，我的孩子沒了，我有多麼渴望孩子，例如：大家會在Facebook揭曉孩子性別，分享產檢照片，雜誌上也會有孕婦的照片。」當她的妹妹宣布懷孕的喜訊時，她再也無法容忍自己的嫉妒心。「我當然為她高興，也很期待我要當阿姨了。但我也氣自己無法懷孕，這種感覺糟透了。」

露西會有嫉妒心是正常的：就我的經驗，每一段流產哀傷經驗，都曾經有過這樣的感受，但我們往往不願意表達出來，我也沒有看到任何研究公開闡述嫉妒心。作者安格斯・威爾遜（Angus Wilson）寫道，「嫉妒心就跟受困的老鼠一樣醜陋，為了逃跑不惜啃咬自己的腳」，畢竟嫉妒心在天主教傳統裡列在七宗罪之一。不過，嫉妒心分成很多種，也不一定會像「受困的老鼠一樣醜陋」。惡意的嫉妒心會讓我們去傷害別人，但如果是「善意」的嫉妒心，我們只是想要得到自己缺乏的東西。以流產為例，女性通常會不惜一切，但願再擁有一個活著的孩子。

M. L. 史黛曼（M. L. Stedman）的小說《為妳說的謊》（*The Light Between*

Oceans），寫出流產後的極端嫉妒心。主角湯姆是經歷過第一次世界大戰洗禮的英雄，在澳洲西部海岸的傑努岩島（Janus Rock）守衛燈塔，愛上了當地的一位女性伊莎貝爾。他們婚後三年內經歷了兩次流產，第二次流產後不久，有一艘船被沖到岸邊，船上有一位斷氣的男性，還有一個活著的女嬰。伊莎貝爾被流產的哀傷逼急了，竟說服湯姆把嬰兒占為己有，完全沒有通報當地政府。就連這種極端虛構的案例，也是一種「善意」的嫉妒。

我也記得我的嫉妒心。懷孕那幾年，我身邊的女性朋友幾乎都可以順利懷孕，在懷胎九個月後順利生產，完全沒有遇到任何問題。但我後來才知道，她們在受孕時也是吃足苦頭，經歷早期流產，只是刻意隱藏起來，沒有說出來（但這樣就失去了互相取暖的機會）。我第二次流產後，過了一個月，朋友竟然為了激勵我，邀請我去參加她的產前派對，我氣她一點也不善解人意，於是編個理由婉拒。那時她即將順利生產，我衷心為她感到高興（現在這孩子長大了，是一個優秀的青少年，我非常開心），但我當時差一點就夢想成真，肚子裡的孩子明明可以活下來的，我受不了自己功敗垂成。簡單來說，我恨她。

露西第一次來找我的那幾個禮拜，產前派對、新生兒喜訊和預約門診等生活事件，依舊在她、卡斯和弗瑞迪身邊發生。露西心中有一顆隱形的小炸彈爆炸了，她極度痛苦，卻備受忽視。沒有人願意花時間，聽她第二個寶寶短暫的人生故事。她見到我之後，終於把這個生命完整的細節說出來。她的心情低落，哀傷揮之不去。

露西在社交圈找不到機會聊流產，在職場更是難以啟齒。她在專業領域從不透露自己私生活的細節，但不幸遇到早期流產，就算還沒準備好說出口，或者沒有意願說出口，還是不得不說。我們可能想讓一些人知道實情，但通常是我們自己選擇的人。

雖然性別公平法會保護女性權益，但我面談過的女性仍然會擔心。如果貿然公布自己懷孕，或者一下子懷孕、一下子流產，可能會導致自己工作不保。公司的同事、經理或人資部門聽到妳流產，大多會猜想妳有生孩子的計畫，流產後可能會再懷孕，或者預計再次懷孕。為了避免麻煩，女性通常會把這些家庭計畫的細節保密到家。

有些女性寧可冒著「被警告」的風險，在職場刻意隱瞞自己流產，露西倒是有不同的看法。「我無法編藉口請假，也不想假裝什麼事情都沒發生。」露西選擇「開誠布公」，請經理讓她休息兩個禮拜。她其實也不知道要給自己多少時間調適，如果家裡有人過世，她想都不用想，直接休息數個禮拜；如果是接受子宮全切除術，至少會休息六個禮拜。但是她對這場意外毫無概念，她的上司也是，所以兩個禮拜只是推測罷了。如果她上網查過，至少會有一點概念，經歷流產的女性會在線上社群分享她們復原的時間和職場經驗。

露西的經理富有同情心，一下子就准假了（列為「懷孕相關」假別，跟病假區分開來），但她不知道該怎麼做比較好，是讓露西依照個人需求，自由延長休假，還是建議她循序漸進試著回來上班。露西回去上班後，她的內在世界和外在世界開始起衝突。雖然她的工作內容還是一樣，但她的自我認同已經變了。她再也不是那個滿懷期待要請產假，即將成為二寶媽的孕婦。「我在辦公大樓周圍繞了好久，終於鼓起勇氣踏進去。我好痛苦、好脆弱，我知道我的外表看起來沒有變但如果我是一支棒棒糖，你把我剖開來，就會發現裡面都變了。」

這個世界只有極少數的空間，可以幫助流產後的喪親家屬療傷止痛，例如：

產房或妊娠初期門診，以及特定的親友，或是流產關懷機構。職場通常是一個特別棘手的地方，正在經歷哀傷的人，很難在職場獲得必要的關懷[37]。有一份研究論文指出：「職場主要關心的是『盈虧』或其他企業目標，人性重要問題就很容易淪為末位，甚至完全被忽略[38]。」無論如何還是要把工作完成，並且應付身邊一堆不太熟識或不太喜歡的人。

「我回去上班的第一天很恐怖，我不知道誰知情，我自己拿不定主意，該不該跟好友以外的人說。」露西的上司盡力表達同情，但面對露西還是不曉得該說什麼、該做些什麼，一部分是因為公司內部沒有既定的規則可循。理想上，露西的上司應該在露西重返工作崗位後，馬上跟她確認狀態和需求——可能是慢慢地安撫她，建立隱私界線；如果她有意再次懷孕，就提供她額外的支持。但其實露西最渴望的是，上司可以直視她的眼睛，承認這一切都是鐵一般的事實。

露西回去工作後，整個人更累了，在我的鼓勵之下，她和卡斯去度假一個禮拜。我覺得露西太快重返職場了，她明明需要轉換一下環境。她度假過後回來見我，看起來有氣無力，我擔心她的心情又更低落。但後來我從她眼裡看見一絲希望和笑意，我馬上猜到了，她懷孕了。她的孕期大約六週，已經開始孕吐，一直很疲憊。我們諮商到一半，她甚至還衝出去隔壁的廁所嘔吐。她欣喜若狂，但也很焦慮，同時還在為失去的寶寶哀傷。

流產後本來就會焦慮，但如果流產反覆發生，通常會加深焦慮的情緒。「情況好的時候」，露西可以把流產想成「過去發生的事情」，滿懷著希望和信心，相信這次懷孕會順利生產。她懷孕的生理症狀，讓她越來越虛弱，但也是一顆定心丸，讓她知道自己還在懷孕。可是她的情況時好時壞，好的情況少之又少，因此在她第三次懷孕初期，我們的諮商重點是幫助她度過波動的恐懼情緒。

露西對於自己的健康和行為，以及任何腹部的劇痛，都比以前更加敏感。她每次去廁所都害怕看到血，往後看到馬桶或手上的衛生紙都要先做好心理準備。由於她流過產，醫院的早期妊娠門診在她懷孕第八週就提供產檢，但她決定不做：「我想要盡量以平常心看待這次懷孕，況且我不想在螢幕上看到寶寶，以免放太多感情。」

露西害怕跟未出世的孩子建立感情，這種心情是可以理解的，畢竟她流產之後，對自己身體和再有寶寶的信心澈底瓦解。她的心一直在兩個寶寶之間擺盪：一個是她努力孕育的無形寶寶，另一個是毫無具體證據或記憶可以跟別人分享的寶寶。她體內只有一個寶寶，但心裡卻有兩個，而且找不到什麼地方可以傾訴，露西說：「我跟少數幾個人說我懷孕了，他們都很期待我再度懷孕，卻忽略我流產的事，彷彿這件事突然一筆勾銷。我當然也希望自己興高采烈，但我就是不想假裝第二個寶寶沒有存在過。」

露西安然度過她之前流產的週數，心情終於輕鬆了一點。隨著她越來越逼近第十二週產檢日，如果沒什麼意外，流產的機率會降低不少。我們開始試著聊一聊她對於第三個小孩的規劃；其實我們在幾個月以前有聊過，當時她提到育兒責任分擔和購買雙人推車，她也開始擔心有兩個孩子還要工作的生活。我很清楚露西何時要做產檢：自從產檢日確認後，這一天就宛如旭日東升那般篤定。當天我收到露西的簡訊，彷彿隔空給我一記重擊：「抱歉，茱莉亞，我明天無法跟妳會面了，我們做完產檢才知道，寶寶在一個禮拜前死掉了。」我當天只知道這樣，一直等到數個禮拜後，我們再次見面時，露西還處於如夢般的震驚之中。

產檢那天，露西和卡斯先把弗瑞迪送到托兒所。他們到診時既興奮又期待，卻也有點焦慮不安，畢竟都走到了這一步。正當超音波棒在她的肚子上滑來滑去，她看到超音波醫檢師的表情，就覺得苗頭不對，露西回想起：「她的臉色丕變，她的沉默反而讓我震耳欲聾，久久無法停歇。我緊抓著卡斯的手，弄痛了他，我一直詢問醫檢師情況，但我早就猜到她要說的話：『很抱歉，我偵測不到心跳。』這段話至今仍在我腦海中迴盪。」

「醫檢師把螢幕關掉，說她要去找醫生。她離開之後，我把肚子上的凝膠擦乾淨，卡斯協助我穿好衣服。我試著打開超音波的螢幕，但是被卡斯阻止了，我只不過是想看看我的寶寶[39]。醫檢師回來了，帶我們去外面的候診室坐著，我一直靠在卡斯的手臂上哭泣，候診室滿滿都是人，我實在不想讓別人看到我難過，也不想看到其他夫妻開心看著產檢的照片。」

有些醫院會設置專屬空間，讓聽聞噩耗的夫妻休息，還會刻意要求產檢正常的女性，等到露西和卡斯這樣的夫妻離開候診室，再來欣賞自己產檢的照片。這些做法對於喪子的夫妻來說，都是很重要的支持。現在社運人士仍在努力爭取，希望能有更多醫院跟進。後來露西和卡斯總算保有必要的隱私，但仍然不是一個理想的地點。醫生帶他們去候診室旁邊的諮商室，露西說：「走進去之後，我開始害怕等一下還要走出去。」

這屬於「過期流產」或「沉默流產」，有別於露西第一次的流產。這一次，她根本沒有意識到寶寶死了，很可能是在幾天前死掉的。她跟卡斯並肩坐著，她的需求再度跟醫療系統衝突，令她痛苦不已。「醫生態度親切，但她顯然在趕時間，我記得很清楚，她沒有坐在我們面前的椅子上，而是用屁股靠著桌緣站著，說話的時候還一直按原子筆。我超想搶走她的筆，丟到房間的另一側，她這些惱人的動作，讓我無法聽進她所說的話。」我聽到這裡不禁好奇，她的醫生在對其他病人談論醫療大事時，例如：截肢，是不是也會一邊按著原子筆，一邊討論治療計畫。但搞不好按原子筆是她表達不安的方式，不管遇到什麼病患都會這樣。

露西和卡斯需要時間來消化這個消息，還有向醫生提問和聆聽答案。醫生可能也需要時間來感受夫妻與這次懷孕的關係——聽見他們使用「寶寶」一詞，明白這次流產對他們的意義。但是醫生的門診公務繁忙，不一定有足夠的時間，更別說有合適的地點，可以跟傷心的夫妻好好聊一聊。專業哀傷輔導護理師曾經跟我說，她認為慈心照護（compassionate care）的品質和時間要分開討論，但是要維持照護品質往往要有充足的時間。她有一位熟識的醫生，「願意」花時間面對悲傷和震驚的夫妻，但其他病患只好耐心候診。甚至有病患當天看不到診，隔天還要再跑一趟。

身為心理治療師，我最多的就是跟個案相處的時間。我們每次面談五十五分鐘，可能會持續很多次，在一個舒適的空間，隱私完全不受侵害。雖然醫療人員沒有那麼多時間，但只要稍微調整照護方式，還是會有天大的不同。如果醫生願意坐下來，放下手上的原子筆，說話時直視病患的眼睛，露西和卡斯就會感激不已。光是這些小動作，就會讓病患感受到醫生是在公布「噩耗」，而不只是需要醫療「處置」的意外事件而已。如果醫生的內心很焦慮，大可把這份感受說出來，這樣會更有人性，對整個情勢也有幫助。

醫生給露西和卡斯一本《早期妊娠終止》手冊，裡面有解說醫生簡短帶過的內容，例如：露西有哪些方式可以把第三個寶寶排出體外，但這本手冊並不會解釋她的寶寶為什麼心跳停止。這是露西第二次流產，但她還沒有權利要求調查，找出流產的原因。目前為止，這類調查只限定「復發性流產」，女性必須連續三次流產才算數。露西似乎又要「順其自然」了，但這次寶寶還在她的體內，看來她的身體正在抗拒正常管道。

「那本手冊要我等待流產自然發生，但我根本無從判斷身體何時會排出寶寶。我當然也可以選擇『醫療處置』，這樣就要回醫院拿藥，讓流產的過程馬上開始或加速開始。我也可以選擇在麻醉下進行『手術』。醫院希望我們在早期妊娠門診下班前做決定，所以只有幾個小時可以考慮。我只記得返家途中，我不斷跟卡斯確認，我是否還懷著孩子，整個人就像行屍走肉一般，什麼事情似乎都沒有意義。」

露西受不了在家承受類似生產的折磨，雖然想盡量避免醫療干預，但還是選擇一般麻醉的流產手術。這不是沒有風險，只是風險很小，例如：有可能感染，損害子宮。如果沒有成功移除所有受孕物質，可能要動一次以上的手術。她生弗瑞迪的時候，想要完全參與他誕生的過程，對於剖腹手術很感冒。但是這一次，她沒什麼心思參與，即使這是寶寶離開她身體最糟的管道，可是她當下能夠承受的就只有這樣子了。

當露西選擇手術，仍要面對一堆模糊和未知，她能夠掌握的很有限。她只知道手術何時進行，等到她醒來的時候，手術就結束了。露西說：「那時候我只想要結束懷孕。」二〇〇八年我流產後接受「手術處置」，也有類似的感受，當時稱為「取出殘留受孕體」（ERPC，Evacuation of Retained Products of Conception）。這個不堪入耳的稱呼，依然在醫療人員之間流傳，但英國醫院已經跟美國一樣，正式換成比較委婉的名稱：「流產手術處置」（SMM，Surgical Management of Miscarriage）。真慶幸露西不用再聽到「受孕體」，否則她會跟我一樣覺得反感。

露西手術後，我要見到她就比較困難了。我現在聽到他人訴說流產的痛苦，心情還是會受影響，雖然我心裡很清楚，復原需要時間和支持，但我心中有一部分，仍期待自己可以說一些神奇的話語，讓流產的痛苦瞬間蒸發。露西果然又開始懷抱罪惡感和自責，但也有新的感受冒出來，我之前也聽別人傾訴過，她覺得自己「好失敗」，當妻子、當女人、當母親、當人都不及格。她說：「我已經失去兩個寶寶，一定是我有什麼問題，才無法保護他們安全。我讓卡斯失望了，讓我和他的父母失望了。他們如此期待，多麼希望弗瑞迪可以有手足，而且連我朋友也都有了第二個孩子。」

這樣貶抑自己的人，絕對不只有露西。二〇一五年湯米母嬰慈善機構舉辦#MisCOURAGE活動，在網路調查流產經驗。沒想到六千位參加者之中，竟有高達百分之七十九的人表示自己很失敗，主要是因為文化把過錯怪罪到女性身上。露西在第一次流產後，生育能力備受質疑，她感覺大家都期待她再多生一個孩子。如果有人無意間問起：「妳只有弗瑞迪一個孩子嗎？」那一天她的心情就會極差。這其實是一個合理的問題，但如果內心有別人看不見的傷痛，聽到可能就會很傷心。

許多流產後的女性就跟露西一樣，會因為家庭人數的問題而生氣。「我不想說出真相，像我有一個孩子，失去兩個孩子，尤其我的寶寶既不是死產，也不是足月生產後死亡，我根本不知道該怎麼形容。」多年來，妊娠終止社群都是說「天使寶寶」，但這種文化方言並不適用於其他地方，也不是所有喪子夫妻都會使用。我可以理解露西的兩難，每當有人問我有幾個小孩，我也會猶豫要不要直接回答

「我有兩個兒子」，想說這樣回答會不會比較體面。但我希望未來可以少一點顧慮，讓當事人以自己適合的方式，跟外人談論無緣的家人。

露西的震驚、罪惡感、憤恨、怒氣或嫉妒心，還有她長期波動的哀傷情緒，都是再正常不過的反應。她的寶寶身體還小，社會不承認她的懷孕，但她的哀傷不會因此而減輕。她為了跟愛子分離所承受的生理變化，也不會因此緩和。就算她還有一個孩子，也無法把流產的痛苦一筆勾銷。她這部分的懷孕歷程，其他人（包括職場、醫院和親友）並無法理解，以致她跟其他許多女性一樣，感到失望和孤立。

CHAPTER 3

引人注意的缺席

提早報到的摯愛——晚期流產

大拍賣：嬰兒鞋，全新沒穿過。

（Ernest Hemingway, attrib[1]）

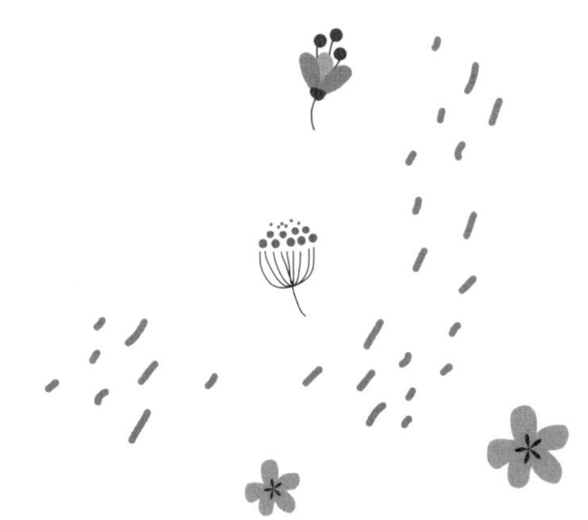

我第一次流產是在懷孕二十二週失去那對雙胞胎，這是極為罕見的流產。一般而言，懷孕期滿第十二週或第十三週後，流產率只有百分之一至二[2]。換句話說，如果第十二週產檢正常，大多人都會以為「安全了」。第十二週例行產檢會偵測先天異常，評估寶寶的生長情況，也會預測寶寶出生的時間，而且有顆粒粗大的黑白照片為證。但是我個人有一次以上的切身之痛，寶寶明明跨越了眾所皆知的關卡，卻還是沒有平安活下來。晚期流產或早產引發更嚴重的身體傷害和哀傷感受，加上寶寶的週數越大，在世上的定義越明確，傷害也就越深。

「晚期流產」就如同「早期流產」，包含各式各樣的經驗，從妊娠第一期結束（亦即懷孕十二週後）至懷孕二十三週六天（美國則為懷孕十九週六天）這段期間，凡是發生胎兒死亡，都屬於晚期流產的範疇。比這個更晚期的胎兒死亡就不是流產，而是「死產」，必須在法律留下紀錄。反觀流產的寶寶並沒有這種官方紀錄。

流產劃分成「早期」和「晚期」是有必要的，兩者的起因不太一樣，醫療處置也採取不同的路徑。如果女性或夫妻面臨晚期流產的風險，很可能就醫求助，然後留院治療。至於在醫院哪個部門接受治療，取決於流產時的懷孕週數，以及醫院的人力和培訓狀況。

懷孕十二週以後很少發生流產。我本身遇到的晚期流產案例比較少，諮商室以外的世界也是如此，所以這種經驗特別容易遭到誤解。艾瑪便是其中一個不幸的個案，她在女兒蘿絲逝世快滿一週年時，寫了一封電子郵件給我。信中說道她流產的時候，懷孕週數將近二十一週，卻突然莫名其妙分娩。她去蘿絲的墓園，哀傷的情緒排山倒海而來。她整個人憂心忡忡，畢竟她已經四十一歲了，必須盡快決定要不要再度懷孕，但又怕自己不夠堅強、撐不下去，況且她需要一個細說從頭的機會，把這個未完結的故事娓娓道來。

我初次見到艾瑪，頓時明白為什麼過了一年，她還會如此哀傷。她強烈表達出自己傷得有多深，有時候蘿絲的出生和死亡，就像是現在發生的事情，而非停留在過去。她還沒準備好接受事實，出生和死亡交融的悲劇，令人不勝唏噓，她卻沒有機會好好的哀悼。艾瑪說：「大家都覺得我應該變回從前的我，但這是不可能的。大家都避談蘿絲，彷彿她沒有存在過。」

艾瑪懷蘿絲的過程並不順遂，這其實也是同性伴侶經常面對的困境。艾瑪三十六歲的時候，遇見她現在的妻子簡恩。簡恩大她十歲，跟青梅竹馬曾經有過一段短暫的婚姻，留下一個二十五歲的兒子。艾瑪和簡恩交往幾年後，決定生育她們自己的小孩。艾瑪比較年輕，也想體驗一下懷孕的滋味，所以成為當然的人選。她們很幸運，老朋友理查剛好願意捐贈精子。等到一切都敲定了，她們舉辦一場低調的婚禮，認證兩人真心共組一個家庭。

在家做人工受孕，不一定一帆風順。他們三個人都很忙碌，很難在艾瑪的排卵期，協調出大家都可以的時間，但也只有努力讓懷孕成真了。艾瑪盡量依照生育的建議，提高她受孕的機會，畢竟她年紀越來越大了，生育年齡就快要結束。隨著歲月流逝，她受孕和生產的機會正在一點一滴流失。艾瑪說：「前幾次還滿好玩的，理查離開公寓後，我和簡恩還會規劃一個浪漫的夜晚，但是試過幾次就不好玩了，整套流程把我搞得好累。我的生活就圍繞著兩個禮拜的週期：先等待排卵，再等待驗孕。每次我月經一來，我們兩個人就好痛苦。」

一年內嘗試七次，她們終於成功了，決定跟知情的親友分享這個期盼已久的好消息，但她們並沒有讓公司同事知道。這種事情很容易明白，畢竟目前社會上女同性戀伴侶懷孕生子，並沒有像異性戀伴侶那麼受到期待。無論是艾瑪還是簡恩，都深怕遭到她們任職的知名學術單位所「冷凍」。艾瑪說：「我們都看過女性朋友宣布懷孕後，立刻失去工作表現的機會。大家會覺得妳缺乏工作熱忱，再也不給妳機會參與專案，所以我們決定能拖則拖。」

艾瑪和簡恩還要面臨其他先入為主的成見，有些人認為簡恩並非孩子的母親。大家仍覺得生孩子是異性戀的專利，除了生殖醫學中心，現在已經不會再拒絕同性夫妻。「我第一次去產前門診，助產士問我是不是簡恩的朋友，但我們明明就牽著手，還戴著婚戒。就算我說了，簡恩是我的妻子，她依然故我，繼續問誰是孩子的父親，這根本不是重點啊！」由此可見，簡恩的準媽媽身分被視而不見。

說到女同性戀的母職生命體驗，目前國際統計研究還不夠明確，但有一份研究估計[3]，英國有三分之一的女同性戀成為母親，二〇一三年大約有兩萬名受扶養子女，是在同性雙親家庭長大[4]。二〇〇一年澳洲普查顯示，百分之十九的女同性戀伴侶有孩子；二〇〇九年加拿大研究也公布類似的數字，女同性戀伴侶育子的比率為百分之十六[5]。這些統計研究並非無足輕重，只是我們對於女同性戀伴侶的懷孕經驗仍不夠理解，更別說是她們的流產經驗[6]。女性主義研究者麗莎・寇斯葛洛夫（Lisa Cosgrove）對此提出嚴正的抗議，認為學術研究的主題和結論充斥著「異性戀霸權」，「以致單親媽媽或女同性戀母親，以及非傳統伴侶的聲音，一律在研究文獻裡面失聲……唯有解決（這個問題），否則廣大女性對妊娠終止的反應，很容易跟『異性戀已婚女性』的反應混為一談。[7]」寇斯葛洛夫在十五年前發表這番言論，雖然現在情況稍微改善，但仍有進步的空間。

這次懷孕讓艾瑪和簡恩很緊張，她們身旁有朋友流產過，或者跟她們一樣需要格外努力，透過人工受孕來懷孕；有的是同性戀伴侶，有的是不孕的異性戀伴侶。這個過程很難熬，首先經歷艱辛的受孕階段，伴隨而來的卻是意外流產，所以她們在回想自己的流產經驗時，免不了哀怨自己那一段高壓的懷孕過程。艾瑪說：「我們投入那麼多心血，經歷那麼多心碎，好不容易才懷孕。」不過她們還算幸運，一下子就找到捐精者，不用支付高昂的生殖醫學服務費用。雖然她們態度低調，但仍然從懷孕初期，就開始想像寶寶加入她們未來的生活。「我們討論到寶寶的名字，談到工作的休假，甚至開始考慮搬家。」

艾瑪第一個妊娠期平安無事，懷孕第十二週產檢也顯示寶寶正在長大。寶寶的「頭臀長」（這是測量胎兒生長情況的標準單位）滿正常的，心跳也很強勁。頸部透明帶檢查（這是要追蹤寶寶後頸淋巴液的厚度）和抽血檢查都發現染色體異常的風險低。「我們離開醫院那一天很開心，簡恩想把產檢照片分享在臉書，但是我覺得太高調了——我不想讓所有人知道。」

我無法代替簡恩發言，但我猜她想要分享照片，可能是因為在超音波螢幕看到寶寶，讓她覺得寶寶越來越「具體」了。但她無法感受艾瑪的懷孕症狀，包括胸部脹痛、反胃、疲倦、睡眠中斷，以及對氣味比較敏感。簡恩可能還記得自己懷孕的經驗，但那是不一樣的孩子，不是現在這個她和艾瑪之間令人驕傲和憐愛的孩子。只可惜簡恩跟這個寶寶之間，不一定會有本能的連結，所以這張黑白照片對她來說，便是寶寶存在的視覺證明。艾瑪說，簡恩把照片放在皮夾隨身攜帶，還設定為手機桌面。

艾瑪跟外界分享寶寶的消息時，態度比較保留，但是她無法隱瞞她懷孕的身分太久。她第一次產檢後，又過了一個月，大約懷孕十六週，肚子明顯隆起，還要特別添購新衣。我懷孕的時候也遇過類似情況，身形瘦小，再加上氣候溫暖，很快就藏不住肚子。「我還記得搭公車上班途中，第一次有人讓座給我，我很喜歡自己變臃腫的身軀，大家終於看得見我珍貴的孩子。但我同時也很氣憤，自己突然變成了備受監督的公物。」

艾瑪進入了再也藏不住的準媽媽階段，懷孕的時間越長，身體症狀越明顯，不僅子宮內寶寶正在長大，孕婦的身體也會出現變化。未出世的孩子逐漸有我們熟悉的「寶寶」形體，孕婦的身體也開始有準媽媽的樣子，不只是肚皮隆起，還有乳房會增大、步伐會改變，皮膚和頭髮的質地也有明顯變化。無論艾瑪想不想讓別人知道，大家都可以「看出」她懷孕了。

陌生人讓座是一項窩心的舉動，但艾瑪還發現大家喜歡對孕婦品頭論足。在她還沒有跟任何人公布懷孕喜訊時，她就開始順應各種文化規範，自我管束身體和行為。她越來越在意她的所作所為和飲用的食物，以免傷害她未出世的孩子。等到她的肚子越來越明顯，她受到的規範更明確了。女性身為下一代的孕育者，一直承受大環境的評判。當我們懷孕的特徵越明顯，我們懷孕的消息公諸於世，便要承受更多的評判。

歷史學教授蘿拉・高瑛（Laura Gowing）指出，女性懷孕時，身體承受外界極端的監看，流產後卻備受冷落。她筆下十七世紀的英格蘭，把單身女性視為社會秩序的亂源，尤其是未婚懷孕。大家密切監視女性有沒有懷孕特徵，甚至到了嚴厲的地步，舉凡肚子無預警隆起，或者乳房開始泌乳[8]。這種監視對於現代人來說極其恐怖，也超過現在孕婦可以承受的範圍。但現代女性仍可感受到明顯的反差，一是懷孕的身體備受注目，二是懷孕後或流產後的身體備受忽略。

我的經驗就跟艾瑪一樣，唯有當我的肚子隆起，其他人才會主動注意到我，讓座是很窩心的舉動，但批評我騎腳踏車上班或吃素就不然了。艾瑪的遭遇也很值得注意：「我失去蘿絲的前幾個禮拜，我們一起參加派對，我只是喝一小杯香檳，就有人刻意問我：『那裡面有酒精嗎？』她很清楚裡面有酒精，只是故意挖苦我。在同一個派對上，有人沒問過我就擅自摸我的肚子。蘿絲還在我肚子裡的時候，大家似乎都想靠近我，但是她走了以後，大家就退避三舍。」

艾瑪懷孕的週數越長，越能夠感受蘿絲在肚子裡動來動去，起初只是難以察覺的抖動，後來有更明顯的動作，簡恩把手放在肚皮上就感受得到。艾瑪覺得寶寶在「踢腿」，簡恩倒覺得寶寶在「打拳」。這就是所謂的「胎動」，在英國法律史上的意義充滿爭議。曾經有好幾個世紀，一旦官方確認女性死囚有胎動的跡象，死刑就可以延到生完小孩再執行。「胎動」意味著寶寶具有法律認可的地位（和靈性），雖然我面談過的女性並沒有如此重視胎動，但艾瑪在緬懷寶寶時，胎動是她難以抹滅的記憶。

我依然記得那些大到讓我有感覺的寶寶，他們在我身體留下難以言喻的印記。我第一次懷孕時，會獨自躺下來，欣賞自己奇形怪狀的身體。到了這個懷孕階段，我的內心世界變得極為豐富：我的夢想很鮮明，也很享受深層的自省。知名精神分析學家唐納・溫尼蔻特（Donald Winnicott）認為，媽媽生產後不久就會有原發母性貫注（primary maternal preoccupation），這個狀態是為了讓女性準備好當媽媽，讓她順著本能跟嬰兒同步成長。我個人的經驗是越到懷孕後期，越可能有這些幻想。

就在懷孕中期，艾瑪和簡恩終於決定好孩子的名字，生女孩就叫蘿絲，生男孩就叫麥克斯。懷孕中期的例行產檢落在懷孕第二十一週，會詳細測量寶寶的身體，檢查重要器官和骨骼發育。許多父母都很期待超音波醫檢師在這次產檢公布孩子的性別，但艾瑪和簡恩並不想知道：「我們知道受孕的一切資訊，但希望有一項可以保持未知。」

她們展開浩大的工程，把她們兩人的書房改造成育兒室，可見「築巢」不會只在懷孕最後幾週發生。有一個朋友捐出嬰兒搖籃床，以及一堆小床單和嬰兒連身服，另一個朋友贈送她們恩典牌玩具和寶寶監視器。她們的生活空間，逐漸放滿專屬於蘿絲的物品，可以代表蘿絲存在的物品。「我們的朋友早就有孩子，我們都已經想好可以找誰要育兒用品、可以找誰借。我們開始考慮嬰兒房牆面的顏色，簡恩是一位優秀的藝術家，著手為房間內最大的牆壁設計壁畫，預計繪製一大片森林，森林裡有各種動物、鳥類和奇幻生物，甚至還預留可以填上麥克斯或蘿絲的空間。」

艾瑪第二次產檢前幾天，有一天晚上，她坐在未來的嬰兒房地板上，整理一堆堆舊紙張，正要倚身向前去拿別的文件，卻感到一陣暖流從體內流出。「我還以為我尿失禁，趕快去廁所清理。後來又有一股暖流，稻草色的液體噴到地上。我打電話給簡恩，她生過孩子，一聽就知道是羊水。她打電話叫救護車，順便幫我整理東西。醫護人員很專業，我當時雖然覺得有狀況，心裡怕怕的，但仍相信會雨過天青。」

她們抵達醫院後，艾瑪先進去產房，簡恩卻要跟無數的醫療人員解釋，她也是寶寶的母親。以往產房主要是生產活胎，後來經過持續的抗爭，也開始用來生產已死或將死的寶寶。

那一天晚上，很多人開刀，只剩下一間空房，隔壁剛好都有產婦在生產。英國產科已經開始設置特殊產房，專門分娩難免一死的寶寶[9]，以便跟比較快樂的分娩區分開來。只可惜當天晚上，那間特殊產房有人使用。此外，所有產房都可能聽到新生兒的哭聲[10]，這也是另一個正在爭取的細節，怪不得有些女性不想在產房處置流產。

晚期流產的女性去醫院急診，醫院不可能讓她直接回家，我也沒遇到想要直接回家的女性。但每間醫院的規定不同，有可能在產房或婦科手術室處置。一般來說，懷孕二十週以上的流產在產房處理，有的醫院可能提早到懷孕十四週，問題是懷孕十二至十六週的婦女，會覺得自己什麼都不是。這種尷尬的狀態既非「早期」流產，也非「晚期」流產。艾瑪跟我說，她不希望蘿絲在婦科手術室生產，這不是寶寶應該出生的地方，因為身旁都是跟懷孕無關的婦女。

產房裡的醫療人員就如同早期妊娠門診，通常會比較熟悉流產婦女的經驗和需求。近年來，醫院越來越體貼流產婦女，艾瑪和簡恩很幸運可以受惠。如今助產士可能有機會接受流產專業培訓（只可惜還不是強制培訓），做為專業成長的一部分，Sands慈善機構便是不遺餘力地填補知識缺口，針對有可能照護喪親家屬的醫療人員，推廣和提供這種培訓課程。我寫這本書的時候，Sands正要為國民保健署頒布第一本全國公定的《悲傷輔導助產士工作守則》，反思該如何把這個工作做得更好。

Sands所舉辦的培訓課程，特別介紹早期流產的哀傷，還有醫療人員該如何看待和應對飽受驚嚇的喪子夫婦。說到這種特殊的悲傷輔導，「告知後選擇原則」（Informed Choice）就像是黃金鐵律，包括該如何累積寶寶的回憶，該如何處置寶寶的遺體。這些寶貴的訓練還沒有在英國產科普及，一切要看醫院的預算。如果醫院經費不足，就無法針對各個孕期的流產女性提供合適的照護和關懷。

最近有一個小規模研究，訪問十位即將畢業的助產科學生，蒐集他們照顧喪親家屬的經驗，結果發現助產士確實有需要加強訓練，以便應付無可避免的流產經驗[11]。其中一位學生的反思令我印象最深刻：「我們都習慣動個不停，但流產事件帶來了令人痛苦的靜默。」我跟一位經驗老道的助產士聊過，她比較一九七〇年代後期和現在的助產士培訓；以前必須先受過護理訓練，才可以受訓成為助產士，但現在不用了。她認為多虧了護理經驗，她才有機會接觸到懷孕和生產以外的各種疾病，讓她學習並準備好面對死亡。現在一些年輕的助產士，可能不太熟悉流產，甚至害怕流產。一般人對於流產，至今還是很陌生，甚至充滿恐懼。

助產士在產房為艾瑪做檢查，確認她的子宮頸打開了，當時艾瑪滿懷期待，仍堅信蘿絲會被救活。「我還無法接受蘿絲可能會死的事實，我之前明明還感受到她在動。我以為他們會阻止我的子宮頸打開，把它縫起來。」接下來發生的事情，讓艾瑪一頭霧水。醫生來通知她和簡恩，誰都無法阻止蘿絲出生，他說話很清楚，人也很親切，但他避談令人難以承受的真相：出生很可能也意味著死亡。他也無法回答艾瑪一直想問的問題：「為什麼會發生這種事？」

艾瑪這輩子會永遠記得，她感覺蘿絲會死的那一刻：「直到助產士握著我的手，看著我的眼睛，告訴我寶寶撐不下去了，我才明白我一直想不明白的事實。她說寶寶太小了無法存活，她還問我有沒有給她取名字，這番話對我們意義重大。」我第一次流產時，遇到的助產士麥特也是如此坦白，富有同情心，這份體貼有助於艾瑪和簡恩度過未知的恐懼，永遠留存在艾瑪和簡恩的心中。

我不清楚這位助產士和艾瑪的醫生輪完班之後，有沒有機會接受充足的心理輔導，我猜機會不大。這也是未來臨床希望改革的地方，畢竟優質的哀傷輔導服務，取決於醫療人員有沒有受到良好的照顧，就像我自己的臨床督導會協助我完成工作。我的上司和同事會幫助我保持正面思考，注意我有沒有過勞，支持我走過低潮。就算有多年哀傷輔導經驗的人，也可能因為工作過勞而身心俱疲。當他們面對這些創傷和痛苦，知識和技能不一定是有效的防護罩。

艾瑪分娩時，她的感染跡象和進程受到密切監控。當她感受到痛苦的宮縮，醫院建議她打無痛分娩針。有些晚期流產的女性，子宮頸全開之前都沒有宮縮，身體毫無任何痛苦，但艾瑪就是想擁抱分娩的痛苦：「簡恩鼓勵我打止痛針，但我想要盡量體驗生產的過程，這是我唯一可以為蘿絲做的。如果她快死了，我是她的母親，我也想要一起受苦。」艾瑪勇於參與分娩的過程令我動容。我跟艾瑪不一樣，我極力迴避疼痛和自然產，就算大家說剖腹產有多麼危險，我仍然想剖腹生我的雙胞胎。每個人面對創傷的方式不盡相同，我一直以來比較會去否認，但也可能因此付出比較大的代價。

那一位跟艾瑪和簡恩說蘿絲活不下去的助產士，正是第一個見到蘿絲的人，她跟艾瑪說：「妳漂亮的小女孩在這裡了，妳想要看看她嗎？」她剪斷蘿絲的臍帶，用醫院的毯子包起來，遞給艾瑪。助產士還特別提醒這對伴侶，蘿絲的皮膚比她們想像的還要暗沉，這是因為她還來不及儲存脂肪。助產士暫時離開產房，去找一件夠小的衣服。現在醫院大多會準備特製的服裝，通常是慈善機構提供的，可以容納穿不進成衣的迷你身軀。艾瑪擔心蘿絲會長得不好看，也不知道該有什麼期待，不曉得會不會長得像誰，畢竟大家只熟悉足月生產的寶寶。

艾瑪無法如願把蘿絲放在自己的乳房上，只好小心翼翼捧起她。她跟一個正在跟自己道別的寶寶打招呼，形成鮮明的對比。「我好緊張，不曉得她會不會長得很怪。但是助產士說得對極了，她好漂亮、她好完美。我觸碰她雙眼緊閉的小臉，假裝她只是在睡覺，我把毯子掀開，端詳她每一吋肌膚。」艾瑪和簡恩趁蘿絲還有體溫的時候，單獨跟蘿絲好好相處，附近不時傳來嬰兒的哭聲。簡恩是唯一跟艾瑪說恭喜的人。

至少到了一九八〇年代初期，社會的氛圍還是不准父母在晚期流產後或死產後，看一看或抱一抱他們的寶寶。這背後基於一個荒謬的假設，以為只有足月生產的活胎，媽媽才會跟寶寶產生感情。再來就是深受佛洛伊德母性心理學的重要思想所影響，佛洛伊德認為，生孩子只是媽媽單方面在「完成心願」而已。如果胎兒死亡，再懷一個不就好了。況且媽媽要快點復原，才能夠再懷一胎，最好保持心情平靜，「不要」隨便看死去的寶寶，「健康的哀傷」就是澈底跟逝去的所愛斬斷聯繫。這種悲劇時刻也經常開鎮靜劑給婦女，讓人「忘卻」傷痛，但只是緣木求魚。

這種家長式的醫療文化現在看起來滿殘酷的。我跟一位退休的產科醫生聊過，他一開始就是在這種醫療文化受教育，他的想法就跟資深醫護教導他的準則差不多。但他現在的想法改變很多，顯然是一個富有同情心的人，他也很遺憾自己過了好幾年才有這些改變。多虧精神科醫生艾曼紐・路易斯（Emanuel Lewis）和史丹佛・伯恩（Stanford Bourne）推動改革，產科終於慢慢潛移默化。這兩位醫生批判不准母親見死去的小孩一面、還有抱一抱小孩的陋習，試圖展開全面的改革，給予妊娠終止婦女更多的同情。

一九七〇年代至一九八〇年代，伯恩和路易斯寫了不少信函和期刊論文，擔憂寶寶在分娩時死亡或分娩後不久死亡，寶寶的母親並沒有獲得適當的照護。路易斯在其中一篇文章鼓吹其他醫生讓婦女看一看死去的寶寶，他認為這麼做並不會妨礙療傷止痛，反而「會有幫助」。他誇張描述他極為厭惡的醫療行為，給它一個討人厭的比喻，稱為「傳球式」死產管理。這意味著「孕婦分娩後，醫護人員接到死胎，就讓死胎迅速而準確的穿越產房門，有人負責接手，馬上把死胎蓋起來，藏到父母和其他人都看不到的地方。[12]」

我有一個個案快八十歲了，一九六七年她懷孕二十二週的寶寶，就是被護士抱離產房的。她至今還是很想見寶寶一面，就算當時護士說了不可饒恕的話語，說她的孩子是「怪物」，她也不覺得最好不要見。她不知道寶寶究竟有什麼身體異常，為什麼要承受這樣惡毒的評語。她當然也不知道寶寶的性別，以及寶寶離開產房後的下場。她每年都會記得寶寶的生日和忌日，獨自想著寶寶。除了親密的家人之外，她無法跟其他人一起哀悼失去的寶寶，因為沒有人知道這個寶寶的存在。

聽別人說自己的孩子是「怪物」，而在心中留下傷疤的人，絕對不只有這位女性。一些歷史學家對「畸形胎兒」（monstrous birth）的歷史紀錄感興趣，意外發現「怪物」一詞有悠久的醫學淵源。古代醫學文獻談到「假懷孕」（也可能是現在說的早期流產）[13]，經常會說到「怪物」。一九八三年有一篇關於流產的研究論文，認為發展遲緩的寶寶不一定就缺乏人性，大聲疾呼醫療文化改革刻不容緩。

這篇論文的作者是愛麗絲・羅維爾（Alice Lovell），她訪問四位在倫敦醫院服務的醫療人員，探討他們對後期流產、死產和新生兒死亡的管理方式。她寫道，「有一位年輕醫生，我本來以為他滿有同情心和敏感度。但他竟然說，他支持女性看一看死去的寶寶，『但有些怪物就另當別論了……長相太噁心，本來就應該被摧毀，從這個地球上消失。』（J醫生）」。她也探討醫療人員如何「排序」胚胎死亡所引發的哀傷，第一哀傷的是活產死亡，第二是死產，第三才是流產[14]。許多跟我面談過的喪親家屬，都發現這種觀念至今依然存在，不管是在醫院之內還是之外。

現在的醫療文化當然有別於J醫生偏激的個人思想，但是別忘了，他的病患可能還活在世上，一直受到他的不當治療所折磨，永遠都要承受他殘忍話語所造成的傷痛。我也不相信在醫院以外的世界，完全沒有J醫生這種偏激的想法。一位晚期流產的媽媽，在網路上分享她死去寶寶的照片，下面就有一堆泯滅人性的留言，我看了相當失望。這種透過抹煞人性，來迴避異常的死產和早期流產，其實還滿荒謬的，甚至會造成反效果。

慶幸在我有生之年，醫院終於對流產照護有了一些必要的改革，艾瑪和簡恩直接成為改革的受惠者，例如：她們有權決定要不要跟蘿絲有單獨相處的時間。

等到她們三個人獨處完畢，助產士會協助她們幫蘿絲沐浴和穿衣，實現她們想當母親的自然渴望。多虧這些協助，她們才知道可以這麼做，而且是「正常的」，尤其是蘿絲還這麼瘦小又脆弱。她們遭受突如其來的衝擊已經夠無力了，卻還要面對沒有文化既定腳本的人生經驗。

喪親家屬和慈善團隊一直向醫院施壓，希望針對流產婦女（及其另一半）建立良好的流產照護，但因為相當晚近，醫療人員仍未有明確的準則可以依循。不清楚該給予父母多少選擇空間，讓他們自行決定是否看一看或抱一抱寶寶，畢竟在業界還沒有一套公認的最佳照護模式。雖然現在的作業準則只針對懷孕二十四週以上的寶寶，但也深深影響其他寶寶的照護，例如：艾瑪的蘿絲和我的雙胞胎。

二〇〇七年當時稱為英國國家健康與照顧卓越研究院（NICE，National Institute for Clinical Excellence）的機構，似乎不鼓勵父母跟寶寶互動，主張死產的寶寶和產後不久便死亡的寶寶，不宜讓媽媽觀看或擁抱。社會運動機構深怕「寶寶被直接帶走」的文化捲土重來，對NICE持續施加壓力，NICE終於在三年後發出補充說明：「這項建議並非鼓勵媽媽拒看或拒絕擁抱寶寶，而是考慮到部分媽媽沒有這個意願，醫療人員就不用特別強求。15」

如今父母親所做的決定，顯然凌駕於最佳照護準則之上。如果父母親決定不看自己的寶寶，醫療人員也不該強迫他們改變心意，但是要給予父母親足夠的時間討論和思考。流產從頭到尾的決策，都應該秉持「告知後選擇原則」。在如此痛苦的時刻，更要做到充分告知，讓心碎的父母享有他們該有的決定權。

一直以來有研究證實，父母親看一看自己晚期流產的寶寶，絕對不會後悔16，艾瑪的例子也是如此。她確實很珍惜跟蘿絲道別的時間，讓她有機會累積與蘿絲的回憶，未來這對伴侶也能夠描述蘿絲的長相，以及她抱在手上和待在艾瑪子宮裡的感覺。我們還不是很清楚，父母親跟這麼迷你的寶寶會怎麼相處，到目前為止還沒有這類的研究，這也不是大家會聊的話題。

我的雙胞胎流產時，醫療人員一直逼我去看，讓我感覺不太舒服。我實在是太慌了，不曉得她們長得如何，也不知道該如何面對剛才發生的意外；所以我選擇仰賴我之前累積的回憶，包括產檢的照片、她們在我體內的胎動，以及一波三折的分娩帶給我的難忘體驗。當時任誰也想不到，深深的懊悔和遺憾，後來會一陣陣襲來，我就更不用說了。我聽了艾瑪的故事，心想如果當時有人跟我說我的孩子很漂亮，或者讓我覺得幫她們洗澡和穿衣是很正常的事情，我有沒有可能做出不同的選擇呢？很久很久以後，我媽終於親口告訴我，我的孩子很可愛，但為時已晚。

我只有一次看到我晚期流產寶寶的經驗，那是一次奇怪的經驗，因為我的大腦還沒從創傷平復。我第四次懷孕滿十六週時，在急診室度過一個漫長的夜晚，我只有感到反胃和疼痛，但沒有出血。當晚的醫生也坦白跟我說，她處理流產風險的經驗不足，現場也沒有掃描設備可以確定寶寶是否還安全活著。最後她給我還算樂觀的診斷——「腸胃炎」，但我心裡還是深怕會再次流產。

我從醫院返家之後，隨即感覺子宮頸的壓力升高，趕快衝去廁所。從體內排出大量的血、組織和血栓，緊接著我的小寶寶慢慢排出來，讓我有機會接住他。我雙手捧著他，放在大腿上，但我看不出什麼，這是一種我無法言喻的虛無。我仍然跟之前的流產一樣，把一整灘虛無沖走。過了幾個月，我的心莫名其妙的，突然浮現我美麗的小寶寶，我心中的「圖像」終於跟我最後「捧著他」的回憶合而為一，但我還是不確定這段經驗對療傷到底有什麼幫助。

對艾瑪和簡恩來說，她們跟蘿絲相處的時光，可以證明蘿絲在世上不為人知的短暫停留。在她們的回憶裡，蘿絲並沒有在呼吸或擺動，也沒有發出聲音和氣味，但光是跟蘿絲在同一產房，就足以讓這對伴侶創造和累積與寶貴的回憶，加深她們和蘿絲往後的關係。艾瑪照顧蘿絲的回憶，會成為她回憶起蘿絲的引子，也會鼓勵她跟別人聊一聊蘿絲，例如：跟簡恩、我以及少數好奇蘿絲的人。

艾瑞兒・列維（Ariel Levy）寫到她失去兒子後，深感世事無常的悲痛。她懷兒子在第十九週時，在旅館的房間早產了[17]：「他沒有睡著或玩耍的時候，我們也沒有一起度過日常生活，他也沒有喜好或表情。」但她跟讀者繼續強調，與兒子相處的時間有多麼珍貴，尤其是讓她有機會創造回憶，深化他們彼此未來的感情。重要的是，讓她有機會留下紀錄：「我幫我兒子拍照，擔心如果沒有照片，我會不相信他曾經存在過。」

艾瑪和簡恩只有一點時間可以照顧蘿絲，她們把握機會拍了一些照片。不知道她們有沒有把照片掛在家裡的牆上，讓其他人都看得到，或者放在簡恩的Instagram 限時動態，畢竟她曾經滿心驕傲地在上面放自己兒子的照片，還有艾瑪肚子隆起的照片。但我懷疑她們不會這麼做，因為家族照片通常是捕捉值得記憶的喜悅時刻，Instagram 也是偏好完美的人生時刻，像這種死掉的小寶寶，並不是大家期待看到的照片。

我有我那對雙胞胎的拍立得照片，忘記是誰幫我拍的了，一直放在信封袋裡，藏在我床底下的箱子。我放在那裡，以免擾亂我或其他人的心情，我的寶寶並沒有像蘿絲一樣穿戴整齊，也沒有好好的躺著。說得直白一點，她們就像臨床樣本似的，還好現在不太可能會有這樣的照片。雖然我討厭看這些照片，但還是小心翼翼的收藏著。正如列維所言，這是那對雙胞胎客觀的出生證明。

我們當然可以為早期流產的寶寶留影，或者像第二章介紹的妮可，直接用影像紀錄上傳 YouTube，但我諮商過的女性大多偏好把寶寶的模樣留在心中，再來就是留下產檢的照片。我們不想做任何「不正常」的事情，現在大家還無法接受為早期流產的寶寶留下影像，更何況直接把寶寶沖走的話，也是拍不了照片。此外，醫院大多數會要求員工，記得提醒接受手術「處置」的女性。如果動手術移除流產的寶寶，可能破壞寶寶的身體完整性。我跟一位傷心欲絕的母親聊過，手術人員甚至跟她說，手術可能會把寶寶的身體弄得「四分五裂」，這些話無疑讓她更焦慮了。

現在的爸媽可以用手機拍攝流產的寶寶，部分醫院還提供數位記憶卡讓爸媽帶回家，不僅有記憶卡裡面儲存的影像，還有摸得著的記憶卡可以保存。美國慈善機構「現在我要睡了」（Now I Lay Me Down to Sleep）成立一個志工網，專門為哀傷的家屬提供專業攝影服務。如今這個團體還把足跡拓展到全球，只可惜還沒有在英國壯大起來。

現在醫療人員也更有意願幫爸媽拍照，我跟一位喪子的媽媽瑞秋・海登（Rachel Hayden）聊過，她正在籌備專業紀念攝影培訓[18]，針對晚期流產的寶寶。瑞秋師承美國攝影師托德・霍奇博格（Todd Hochberg）[19]，她的老師以驚人的紀錄片手法，呈現哀傷和死亡的影像。瑞秋就是喜歡以這種方式捕捉流產的故事，還有協助家屬創造正面的回憶，以便療傷止痛。

誠如瑞秋所言，這不是要創作「技術上」美麗的照片，畢竟這種照片可以預先編排好。反之，她鼓勵在沒有攝影師的侵入或指導，也沒有使用任何道具之下，盡可能拍攝極為珍貴的親密時刻，所以其他家屬也可以入鏡，成為整個故事的一部分。套用她的話來說，這樣的照片能夠「記憶一段真實、質樸、忠於事實的時光，刻意把重點放在細節和情感上」。瑞秋也提到，這些寶寶的爸媽分享照片時，可能會擔心別人的反應，所以她建議拍攝「比較好入目」的手或腳，以方便爸媽分享照片。

無疑我們身處於視覺時代，但現代人還沒有準備好觀看死去寶寶的影像。反觀十九世紀的死亡，並沒有像現在這麼需要遮掩，拍攝死後的照片也不足為奇。有一份小型研究[20]探討十六至十七世紀的繪畫，富裕人家財力雄厚，可以請畫家繪製人物肖像，通常會把已逝的摯愛小孩也畫進去。以公主凱薩琳・麥地奇（Catherine de' Medici）與亨利二世（Henry II of France）為例，一五五六年繪製凱薩琳的肖像時，一起畫了他們三名已逝的嬰孩，其中一個小男孩戴著皇冠，叫做路易斯（Louis），後面還有兩個被緊抱著的寶寶，分別叫尚恩（Jeanne）和維克多（Victoire）。我們不清楚這對雙胞胎何時出生和死亡，但凱薩琳的心情正如同無數的喪親家屬，大概想用這幅哀傷的肖像畫，證明她的孩子有一段短暫的人生，從而獲得力量。

艾瑪和簡恩大約有半小時可以跟蘿絲相處，她們很珍惜這段天倫時光，盡力做好記錄。如果蘿絲有「臨時冰床」可以躺，這段時光其實還可以再延長。臨時冰床有點像搖籃床，只不過小小的床墊裝滿了冰水，可以讓迷你的遺體在室溫保存更久。有些父母還會利用冰床把孩子帶回家，趁他們還沒決定下一步之前，盡量多爭取一點育兒時光。現在醫院大多備有臨時冰床[21]，慈善機構也在籌募更多冰床：只可惜還是有可能供不應求。

在艾瑪和簡恩的心中，她們的家族故事永遠會有蘿絲的位置，但艾瑪還是擔心自己沒有永久官方證明。依照英國法律，懷孕二十四週以內出生的寶寶屬於流產，不會有官方出生證明。但如果是懷孕二十四週以上的寶寶出生後死亡，就是「死產」，法律規定要留下紀錄[22]。「死產」的父母親有權跟活產的父母一樣，享

22 一九五三年《出生和死亡登記法》（修正版）。雖然英國和美國承認死產寶寶的法律登記，但不會納入人口普查。反觀澳洲自從二〇一六年，已經把死產寶寶納入人口普查。如果蘿絲出生時有生命跡象，例如：還有呼吸，就可能列為「新生兒死亡」，亦即胎齡二十四週以上，出生時還有生命跡象。

有育嬰假和其他法律福利。義大利和西班牙把流產訂在二十六週以內，歐洲藥品管理局（European Medicines Agency）建議為二十二週以內，澳洲和美國則為二十週[23][24]。但蘿絲屬於「流產」，而非「死產」，父母親不需要（也不允許）獲得官方認證或登記。

對英國法律不滿的人，絕對不只有艾瑪和簡恩。一直以來有很多人提起訴願，也有人要求調降懷孕二十四週的門檻。熱心的議員提姆・羅夫頓（Tim Loughton）不遺餘力的奔走，我寫這本書的時候，他的私人議員提案[25]跨越多個立法階段（說不定這本書出版的時候，就已經頒布成為法律）。這項法案要求立即評估現行的死產登記法規，確認有沒有修改的必要。想想看懷孕二十四週以內的流產是要開放登記（個人選擇），還是要強制登記（法律強制）。英國保健社福部（Department

23 事實上並沒有這麼簡單，美國各州的規定不同，況且考慮胎齡和體重就有八種不同的定義。但依照中央聯邦政府建議，出生體重達到三百五十克就必須通報。如果不知道確切體重，胎齡達到二十週也要通報。至於澳洲對死產的定義：胎齡至少二十週或出生體重四百克以上，出生時已無生命跡象的寶寶。

of Health and Social Care）所執行的流產評估計畫[26]，也是在商討懷孕二十四週以內的流產該不該登記，同時大規模評估女性及另一半所受到的照護和關懷。

Sands流產慈善機構擔憂法律有所更動，可能妨礙他們監控死產的趨勢和原因，並宣稱大多數父母都有這種擔憂。英國流產協會也在網路上調查會員的意見，絕大多數會員贊成開放登記懷孕二十四週以內的流產（占二千五百八十六位受訪者的百分之七十四），僅有不到半數（百分之四十四）支持強制登記。我認為英國流產協會在二〇一八年五月的立場聲明說出一個重點。英國流產協會支持修改法律，讓父母有選擇權決定要不要登記懷孕二十四週以內的流產，畢竟流產對每個人的意義不同。英國流產協會也聲明，他們支持這項法案是有條件的，包括建議進行全國性的諮詢，還有保證任何修法都不影響墮胎的權利或限制。這是令人激動的深度複雜議題，我在寫這本書的時候吵得沸沸揚揚[27]。

早期流產的父母親通常要面對文化成見，大家總以為他們沒有失去任何「寶寶」，反之「只是一堆細胞」、「只是受孕體」、「還好只是早期」；但如果是晚期流產，甚至有到產房經歷大家比較熟悉的分娩過程，或是寶寶越來越成形，更容易被同理。不過，依照我們現行的法律，無論在哪個孕期流產的寶寶，都不具備「人」的身分。蘿絲的身分不被承認，讓艾瑪和簡恩無法釋懷：「蘿絲是我們的孩子，我們親切的助產士也把她當成小孩子看待。簡恩還記得辦理她兒子的出生登記，是多麼令人驕傲的事，她卻無法對蘿絲做相同的事，為此傷透了心。」

艾瑪和簡恩拿不到法定出生證明，倒是拿得到醫院開立的證明。許多醫院都有提供類似的證明，大多數父母也給予好評，但艾瑪和簡恩就是不滿意。「我們當時覺得，這種證明只是在提醒我們，蘿絲沒有獲得官方的認可。我們當然可以隨時改變主意，請醫院為我們補開證明，但現在已經過了一年，我還是沒有拿定主意，一切取決於我有多憤怒或多傷心。」我很高興醫院把選擇權留給父母親，不禁好奇現在的我會如何看待這類的證明（我流產時還沒有這種措施）。對於許多失去孩子的爸媽來說，無論事件經過了多久，哪怕是過了數十年，這種回顧性的證明仍很重要。更何況是明明存在過，卻飽受外界否認的寶寶。

一九九二年以前，凡是懷孕二十八週以內出生便死亡的寶寶，英國政府一律視為「流產」，而非像現在訂在懷孕二十四週，可見當時對於胎兒發育能力有不同的看法。那時候的醫院通常不會留下這些流產資料，或者記錄當時如何處置流產的寶寶。醫院不會告知寶寶的去處、寶寶會接受什麼樣的處置，或者處置寶寶的時間表，就擅自把流產的寶寶帶走。Sands 開始協助雙親找到死產寶寶可能的去處，或者實際的埋葬地點，但流產的寶寶沒有留下紙本紀錄就比較困難了。先前提過艾瑪和簡恩可以拿到醫院開出的蘿絲出生證明，Sands 其實也有針對幾年前「消失」的寶寶提供「出生證明」。雖然形式很簡單，卻是強而有力的存在聲明，上面列出寶寶的名字、父母的名字和出生日期。

我不知道國際何時會在死產週數達成共識，也不曉得法律規範何時會做到皆大歡喜，同時滿足艾瑪和簡恩等父母，以及流產和死產的研究人員。世界衛生組織（WHO）對於胎兒死亡的定義為，「受孕體在任何孕期死於子宮內部」，但各國對於流產和死產的法律規定大相逕庭，就如同我們在道德、情感、宗教、文化和精神等方面的觀點都不同[28]。況且當妳考慮不同的因素，例如：出生體重、體長和／或胎齡門檻的臨床評估，也會有問題冒出來。

如果蘿絲是在美國出生死亡，她就屬於死產，美國還是只會提供她的死亡證明，而非出生證明，亦即發出「胎兒死亡證明」給父母。這種令人痛心又直接的出生否定證明，看在失去孩子的父母眼裡覺得很委屈。MISS基金會經過多年的奔走，總算催生了「消失的天使法案」（MISSing Angels Bill），我寫這本書的時候，已經在美國三十四個州生效，另有三個州正在候審，讓喪子的父母可以獲得「死產出生證明」（Certificate of Birth Resulting in Stillbirth）。

艾瑪和簡恩離開醫院時，沒有索取任何證明，也沒有帶走蘿絲，這不是一般常有的分娩經驗。她們堅決要找出害她們母女天人永隔的原因，所以同意進行驗屍。這表示蘿絲要轉移到其他附設專門實驗室的醫院，驗屍完畢再返回出生的醫院，接下來再來安排後事。剛出生的寶寶馬上要接受驗屍，根本違反常理，出生和死亡不應該這樣撞成一團，但殘酷的現實迫使她們去考慮這項決定，最好可以盡早在出生死亡後就做好決定。

醫療人員跟她們介紹各種驗屍方式時，艾瑪整個人都恍恍惚惚的。醫療人員必須把細節交代得一清二楚，完全媲美週產期病理學者的規格，尤其是在一九九〇年代英國病理實驗室爆發多起醜聞後（未經父母同意就擅自進行調查和處理），知情同意（informed consent）已經成為敏感的議題。不過，醫院很少由病理學者來解釋驗屍流程，通常交給受過專業訓練的醫療人員，跟父母親說明可能有哪些調查，看是要進行大規模或小規模的驗屍，小規模驗屍可能提供的資訊比較少。

艾瑪和簡恩勢必要面對痛苦的決定：「我想到蘿絲脆弱又完美的身軀，要被送到我們不清楚的地方，就覺得好不應該。但我們還是要搞清楚她過世的原因，只好同意她被解剖。他們保證會好好對待她的身軀，她從醫院移送到實驗室的路程，也會有人全程陪伴。我無法忍受她一個人孤伶伶的，或獨留在黑暗之中。」艾瑪和簡恩還要多費唇舌，提醒「徵求同意者」記得讓簡恩簽名。現在最新的建議是至少留給父母親一小時考慮，還要告知父母親何時寶寶會返回原來的醫院[29]。

就連經驗老道的醫療人員也覺得這套徵求同意的流程很傷神。一位週產期病理學家接受研究計畫訪問時[30]，說她驗屍之前傾向不跟孩子的爸媽見面，以免自己承受太多的情緒。她痛心的說：「我當然會記得這些案例，我記得所有驗屍過的寶寶，其中有些記憶又更深刻。」父母親會擔心寶寶被留在陌生的地方，跟陌生人在一起。有些病理學家能夠理解父母的擔憂，所以還滿有同理心的，有的實驗室甚至會先詢問媽媽，想要在寶寶驗屍時播放什麼音樂。

不過驗屍可能有違我們的直覺，大家都希望讓所愛的人安息，更何況我們所愛的人是如此幼小。最近有一項創舉只在歐洲部分醫院通行，以死後磁振造影取代驗屍。這種非侵入性的調查方式，可以滿足不希望解剖寶寶迷你身軀的父母，讓他們以更平常的心看待驗屍（也符合保留遺體完整的文化期待）。多了這個選項，大家對驗屍的接受度可能會提高，進而蒐集到更多寶貴資訊，深入了解後期流產和死產的原因，我希望這個選項在未來幾年可以開放給更多父母使用。

雖然我和大衛沒有跟我們的雙胞胎打招呼或道別，但我們都很確定要讓他們接受驗屍。我們不假思索就簽了同意書，當時的醫院通常不會跟爸媽解釋驗屍的流程。我們就跟艾瑪和簡恩一樣，也是想知道原因，但我沒有艾瑪那麼憂心，所以我拒絕參與驗屍的過程。結果這對雙胞胎成了我們唯一有機會驗屍的孩子，其餘不是被我用馬桶沖掉，就是在手術時被「排出」，消失得無影無蹤，很有可能跟醫療廢棄物一起焚化了。我們等了好幾個禮拜才拿到驗屍報告，就在跟醫生約好要討論的前幾天，我還跟朋友聊到自己的恐懼，我怕會沒有結論或者聽到令人憂心的結果。

這位朋友在我流產後立刻關心我哀傷的心情，還給我一張窩心的安慰小卡片。但過了幾個月我們再見面，她很訝異我竟然會決定驗屍，令我不太舒服。這就跟一般人聽到我流產，對我和大衛說些無知的話沒什麼兩樣。她無法想像我原本變粗的腰圍，到最後竟然有兩個小人兒正在接受仔細的解剖。當我談到驗屍結果快要出來時，她瞠目結舌，接著問我說：「寶寶是怎麼出來的？」她這才明白我在晚期流產經歷了什麼。

當艾瑪和簡恩回到家，哀傷的情緒席捲而來。她們還在醫院的時候，簡恩會傳訊息給親朋好友報平安。住附近的好朋友有她們家裡的鑰匙，她們以前去度假的時候，朋友不時會來幫花澆水。這位朋友基於善意，從未來的嬰兒室清除蘿絲所有的物品，還在廚房的桌子上擺了一盆花，附加安慰小卡片。艾瑪跟我說，這件事讓她好痛心：「我知道他是出於好意，但我就是好生氣。嬰兒床、毯子和連身嬰兒服等，都是我們跟蘿絲的聯繫，現在什麼都沒了，我感覺好空虛。我需要被這些物品包圍，反而很討厭那一堆花，花只會凋謝。」

艾瑪希望把蘿絲的物品留在家裡，跟那些從醫院帶回來的具體證明一起放在「回憶箱」裡面。這個箱子會保存蘿絲的手印和腳印，還有那一套她被溫柔穿上的衣服，以及其他紀念小物。在一篇有關父親的死產經驗論文中，一位父親寫到他死去的寶貝瑪提達，深思他女兒這一生再也沒機會留下的物品：「她長第一顆牙齒的獎品、她讀幼稚園畫的圖、她的足球賽獎品、她婚禮的捧花、她孩子的照片。31」

除了照片之外，這些跟寶寶的具體連結有助於深化父母跟孩子的感情，這才是療傷止痛的必經過程，可以幫助我們抗拒任何「遺忘」的衝動。像艾瑪就覺得丟掉蘿絲的物品，根本就是在鼓勵她「遺忘」。自從她流產之後，大家就一直期待她遺忘。此外，她也需要這些物品來強化她、簡恩和蘿絲之間的母女認同，這是她們除了這個家和產房之外就難以保留的東西。儘管如此，艾瑪還是很不安：「我沒有什麼東西可以證明自己做過母親，也不確定自己有沒有資格自稱母親，蘿絲也不是『流產的寶寶』可以一言以蔽之，其實沒有人跟我問起她。」

艾瑪和簡恩從醫院返家後，無論家裡有多麼空虛，也不急著出門：「我一想到出門會看到其他孕婦就害怕，住在我們樓下的夫妻剛生孩子，我反倒不是很在意。我只是不習慣我的身體空空的，但是過沒幾天，我居然開始泌乳了。我的乳房有緊繃的感覺，突然漲大起來，真的很痛。我不知道這是什麼情況，但簡恩有經驗，她兒子就是喝母奶長大的。」

流產後可能會泌乳，通常要懷孕十六週以上才會發生，但我也聽過十六週以下的例子。我個人只有第一次流產後遇到這種情況，醫院也沒有事先提醒我，所以我整個人很驚訝，還有點討厭。醫院大多不會告知晚期流產的婦女，她們的乳房有可能會漲奶，以及面對這種情況該怎麼辦。如果跟醫生討論這件事，醫生也只會開藥抑制，但這種方法不一定適合每個人。

艾瑪一開始就很正面看待自己的母乳：「我覺得這是為蘿絲而分泌的母乳，彷彿我跟她還存在著連結。簡恩以前買過手動集乳器，真搞不懂她怎麼敢買這種東西。我把母乳擠在試管嬰兒工具包所留下的器皿中，本來只是為了止痛，但後來我決定繼續擠一陣子。我醒著的每一刻都在想著蘿絲，每隔三小時就擠一次奶，讓我養成某種生活規律。我把一些母乳跟她的骨灰一起埋葬，還有一些母乳冰在冷凍庫。」

不過，艾瑪不好意思跟別人說她還在擠奶。她曾經跟別人深談自己的創傷，發現氣氛變得很尷尬：「我打電話跟朋友提到這件事，她突然一言不發，可見她覺得我很怪。沒有人在乎我的心支離破碎，更別說我的身體要如何面對。」我懂，我知道艾瑪為什麼如此孤獨。大家通常不想知道流產時和流產後所流出的體液和人體組織，尤其是那種自己獨自在家面對，滿懷哀傷、恐懼和震驚的經驗。事實上，至今仍被迫隱瞞和噤聲，不只是流產的身體經驗，月經、產後創傷和更年期也都是禁忌話題。

捐出流產後分泌的母乳開始成為新的選擇，但仍不是英國一般建議的作法，可是我很期待新的指導方針會支持這種想法[32]。母乳銀行大多是從有寶寶的母親募集母乳，以餵養醫院裡早產或生病的寶寶，或者支援母乳不足的母親。我寫這本

32 全國悲傷輔導流程。

書的時候，英國有十六個政府管理的母乳銀行[33]，美國則有二十二個[34]。但這些機構對於晚期流產婦女的母乳捐贈，各自採取不同的作法，而且我也聽說有人在網路社群刊登捐贈訊息。這種現代的奶媽機制，對於失去孩子的母親，還有獲得母乳的孩子都是雙贏。

美國費城一家報紙[35]報導一則動人的故事，母親艾美（Amy）靠著捐贈母乳，走出她的喪子之痛。她兒子布萊森在懷孕第二十週時過世了，她以為自己太早流產並不會泌乳，壓根沒想過會有奶水。她就跟艾瑪一樣，剛開始擠奶是為了緩解不適。她聊到她繼續擠奶的原因令人動容，一來是要記住擠奶帶給她的「平靜」，再來是「跟布萊森的濃烈親密感……一邊懷念布萊森，一邊擠奶，我覺得好有意義。每一個生命都有他的意義，我兒子的生命也不例外，我決定要擁抱他生命的意義。」

艾美自己做功課，調查母乳捐贈的管道，持續擠奶八個月之久，為許多脆弱的寶寶提供了三百四十七升的母乳：這是多麼偉大的奉獻和惻隱之心啊！我兒子在懷孕第二十八週早產，有三個月的時間都是待在新生兒加護病房，我是自己擠母乳餵他，所以我明白早產兒的父母親有多麼疲累、痛苦和辛苦。我知道有些人會懷疑，艾美這麼做會不會延長或加深她哀傷的時間，但她的感想剛好相反，我的經驗也證明女性通常知道，如何讓自己的失落感發揮最大的意義。

我生完雙胞胎之後也有分泌奶水，但我的反應跟艾美和艾瑪不一樣。我當時無法面對大部分的現實，當然也會抗拒我的母乳。我認為這是在提醒我，寶寶已經無法再吸吮我的乳汁，以及我的身體有多麼令我失望。大衛依照我母親的建議，綑綁我的乳房，讓它停止泌乳。一有乳汁漏出來，我就馬上擦掉，就像擦掉我流的眼淚和血。艾瑞兒・列維（Ariel Levy）在她的回憶錄《不適用的規則》（*The Rules Do Not Apply*）談到她晚期流產的兒子，也是把她的乳汁比喻成痛苦的「流血」。我其實是過了好幾個禮拜，才開始對自己的身體感到驕傲。我的身體終究完成了母親的職責，所以我並不算失敗。

艾瑪結束擠奶後，過了幾個月，我們坐下來聊一聊，她說自己正在心底騰出更多空間，以便再度懷孕。我知道她和簡恩獨自承受這一切，反而加深了哀傷的情緒，蘿絲永遠會是她們生命的一部分，但蘿絲在其他人的生命並沒有留下痕跡，這才是她們最難以承受的哀傷。沒有人想看蘿絲的照片，或者好奇蘿絲埋葬在哪裡，甚至她們在醫院怎麼度過的，這一切都只有艾瑪和簡恩獨自承受。我初次見到艾瑪時，蘿絲已經過世一年，艾瑪的心裡充滿揮之不去的罪惡感，也氣憤大家對蘿絲視而不見，她好希望別人也知道蘿絲曾經存在過。

艾瑪正如大部分的流產婦女，不清楚蘿絲提早死亡的原因，於是把過錯都怪到自己身上。驗屍報告等很久才出來，最後也沒有提供具體的答案。「我們只知道胎盤有感染的跡象，但沒有人知道是因為我的子宮頸自己打開，還是我的子宮頸因為感染而打開。驗屍報告並沒有解答什麼問題，醫生跟我們討論驗屍報告時，還急著把話題轉移到下一次懷孕。但無論他怎麼說服我，我仍然懷疑是自己做錯事。」

晚期流產比早期流產更容易調查出原因，但仍無法做到滴水不漏。大部分驗屍報告只是排除不可能的原因罷了，並沒有提供多餘的解釋。一些會導致晚期流產的原因，也可能導致早期流產，例如：抗磷脂抗體症候群（這種免疫系統失調可能提高產生血栓的風險），也可能導致死產。寶寶可能是染色體出問題（例如：唐氏症）或遺傳問題，又或者有生長問題例如：脊柱裂或心臟缺損）如果子宮的形狀異常，或者子宮頸特別虛弱，都可能跟感染一樣，會影響寶寶及其周圍的羊水。艾瑪、簡恩和其他無數人都期待，未來的研究可以提供更明確的答案。

流產帶給艾瑪的感受會持續很久，也會隨著時間改變。我諮商過的早期流產女性也有類似的歷程，比方前幾章介紹過的露西和克萊兒。只不過到了懷孕晚期，艾瑪更加確信蘿絲會平安誕生，以及她會實現「準媽媽」的身分，因此晚期流產的臨床治療跟早期流產不同，所帶來的震驚程度更大。艾瑪和簡恩在醫院照顧蘿絲的時間雖然很短暫，卻彰顯了一個不為人知的事實：蘿絲確實在艾瑪的肚子外面存在過。

CHAPTER 4

一次，一次，又一次

在希望和擔憂中徘徊——復發性流產

漫長的受苦，再怎麼勇敢也會退縮。

（Lord Byron, Mazeppa, 1819）

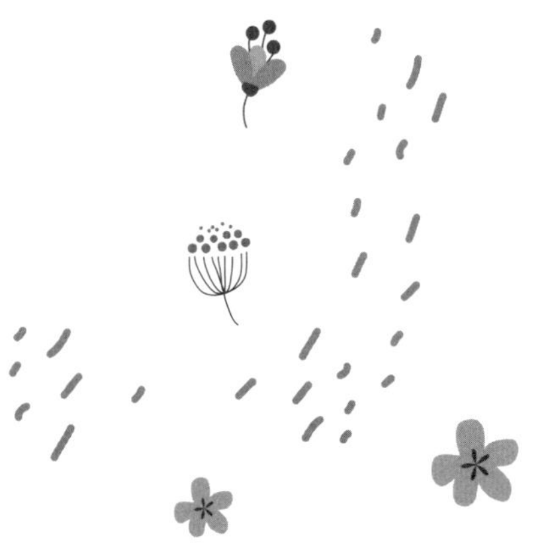

每個流產經驗都不同，流產後的經歷也不盡相同。每一次懷孕、每一次妊娠終止，都有各自的背景條件。如果接二連三不斷流產，反覆忍受流產的陰影，內心可能很煎熬。「復發性流產」是一種極度討厭的生育經驗。每當我想到那些身處人間煉獄的伴侶，我就會想起，懷孕的渴望有多麼的傷神和痛苦，同時也驚嘆人擁有不屈不撓的精神復原力。

多虧科技醫學日新月異，現在有更精密的驗孕法、4D立體超音波檢查、胚胎基因檢測，甚至能夠為在子宮內的胎兒動手術。但我們還是不太清楚流產的原因，以及該如何預防流產。如果不清楚寶寶死掉的原因，流產婦女及其另一半恐怕會極度失望和憤怒，再加上這個世界不願正視他們的苦難，反而讓他們感覺更孤獨。復發性流產可能勞心傷身，嚴重傷害女性的心理健康。人生被迫「停擺」，取而代之的是反覆的懷孕和流產，怪不得女性及另一半會焦慮、憂鬱、孤單和澈底絕望。流產婦女會悲傷，另一半當然也會，只可惜我們不太清楚另一半的痛苦。

復發性流產是特別有害的人生經驗，依照臨床的定義，凡是連續流產三次以上，即可稱為復發性流產。雖然復發性流產還是有它的「好處」，但我不希望任何人遇到這種可怕的事情。復發性流產有權轉到專科門診接受檢查（可能要到另一家醫院），甚至治療少數已知的流產原因。二〇一七年十一月歐洲人類生殖與胚胎學會（ＥＳＨＲＥ）[1]頒布的指導方針，建議把復發性流產的定義改成兩次以上流產，而且不一定要連續發生（美國生殖醫學會也是這樣認為）[2]。但是我寫這本書的時候，大家還不清楚這對英國醫療實務造成的影響。

英國部分診所確實會允許「只有」兩次連續流產的女性轉診，例如：高齡產婦或有生育問題的女性，但我也聽說有些婦女和另一半，明明有超過三次的短期懷孕經驗，醫生仍要討論再三，才會要求轉診接受進一步檢查。這方面缺乏全國性統計資料，但我自己遇過的伴侶都是等了好幾個月，才預約到國民保健署的專科門診，就診地點還可能路途遙遠。

臨床上認為，「偶發性流產」可能是染色體錯誤造成的，但復發性流產比較可能是其他原因造成的，所以對於臨床有研究的價值。復發性流產有別於一次性或兩次性的「偶發性流產」[3]（不同於前兩章克萊兒和露西的例子），統計數據相當低，只占有意成家的伴侶百分之一至三[4]，但仍不容忽視。

然而，當我們聽到進一步檢查，免不了懷抱過高的期待。雖然這是在幫助絕望的伴侶，把一片荒蕪變成豐收良田，但難免要經歷漫長的等待，才會得到更多答案，這些檢查動輒耗時數年。目前只有不到半數接受檢驗的伴侶，得知他們流產的原因，有時候原因撲朔迷離，或者原因不只一個[5]，通常也無法提供有效的治療或療法。有一份研究指出，轉診到丹馬克復發性流產診所（Danish RM）的伴侶，後來有三分之一並沒有成功活產[6]。當然還是有很多夫妻多虧接受治療，或者擁有驚人的毅力，最後夢想成真。但醫療人員在臨床提供定義不明的「支持性護理」，是不是真的能提高活產機率，現在仍沒有確切的證據。「支持性護理」的定義難以捉摸，正如同「壓力」一詞很容易被提出，但在臨床上卻缺乏明確的定義。

我和卡拉初次見面時，她經歷過三次流產，終於在一年前懷孕足月，生下女兒艾拉。她說自從流產以後，她就覺得自己一文不值，好想改善這種揮之不去的無力感受。她也不相信自己已經當了媽媽，有一個活蹦亂跳的孩子。她對艾拉的健康患得患失，有時候還會在半夜驚醒，連忙確認艾拉有沒有在呼吸，至今仍無法跟艾拉長時間分開。

卡拉三次流產都是在差不多的時間點，這三次本來都會足月生產的，卻以流產作結，怪不得她會如此害怕再失去孩子。卡拉在人生最黑暗的時期無法獲得充分的支持，深感孤立無援，在她心底留下陰影。後來她生下艾拉，大家再也不會默默疏遠她，但她和老公羅伯所經歷的一切，仍無法獲得別人的理解，她覺得很委屈。她的過去不可能因為艾拉的誕生，就這樣一筆勾銷。卡拉來找我諮詢，除了焦慮和自信不足之外，其實還有另一個更主要的原因：她需要一個可以宣洩的角落。

卡拉第一次流產發生在懷孕第七週，她說當時她的反應太樂觀，甚至到了天真的地步。流產不一定會帶來沉重的打擊，有些女性像卡拉會把第一次流產歸咎於運氣不好，相信自己「趕走」霉運後，接下來的懷孕就會一帆風順。「我當然很傷心，哭了好幾天，但我覺得我們會『步入正軌』。我是週末在家流產的，沒錯，我會覺得痛，但還是可以忍受。我們都相信下一次懷孕會順利，於是全力拚下一胎。」

這對夫妻滿幸運的，三個月之後又懷孕了。幸好沒有太久，否則她只有一次懷孕經驗，再加上突如其來的流產，恐怕會加深她不幸的記憶和不安的情緒。等到她第二次懷孕超過第七週，整個信心大增，開始享受肚子裡有寶寶的日子。她跟助產士第一次見面後，跟親近的親朋好友公布喜訊，也開始挑幾個合適的名字。但就在她懷孕第十週，剛剛預約第十二週的產檢時，身體竟然開始出血。

流產是不會挑時間來的。妳在購物、煮飯、睡覺、游泳或辦公時，都可能發生流產。我第三次流產發生的時間點，就在我準備踏入諮商室，面談一位受創的個案。我當時也太拚了，從不讓自己開天窗。卡拉第二次流產是在她辦公的時候，她正準備要做簡報：「那場簡報讓我好緊張，肚子痛得難受，我還以為只是緊張而已。但我去廁所，看到衛生紙上有血，我才知道又流產了，全部的東西都從我體內排出來，我差點站不起來。」

卡拉必須振作起來，她打電話給羅伯，羅伯建議她打電話給醫生。「我平常看的醫生剛好休假，電話轉接給素未謀面的代理醫生。他聽了我的問題，說要把我轉到最近的早期妊娠門診，讓我盡快接受評估。我搞不太清楚情況，但我永遠忘不了他說的話。他說他在電腦系統找不到我的紀錄，接著問我有沒有『好好懷孕過，我簡直不敢相信自己的耳朵。」

醫生問這種奇怪的問題，我一點也不覺得奇怪。我這些年來聽過的流產故事，老是有醫療人員在流產中或流產後，對女性說出突兀、不得體、不恰當，甚至傷人的話。流產一次以上的女性，聽到這種話的機會又更多。我很確定醫療人員並沒有惡意，只是沒有把心底的同情表達出來，但可悲的是，醫療人員會有這些不恰當的措辭，正是因為缺乏面對早期流產的經驗。

我不知道卡拉的代理醫生為何如此粗心，竟然讓「好好的」這種話脫口而出。不過，我猜他只是顧著想醫療規範（例如：轉診），而不是真的藐視她的生育能力。不過，這種話確實不恰當，有些社會運動便是鎖定這一類需要審慎以待的溝通，英國流產協會也有設計培訓課程，鼓勵醫療人員深思熟慮該使用什麼言詞來描述流產[7]。醫生面對流產的病患，本來就要做到仔細聆聽和斟酌用詞，但事實上並非如此，醫生往往把流產當成懷孕的小小併發症。

卡拉提到她像行屍走肉般回到辦公桌，完成她準備許久的簡報。她只有衛生紙可以吸血，也沒有跟辦公室任何人提起她身心備受煎熬。沒有人知道她懷孕，或者她曾經懷孕過。我很驚訝她可以在同事面前裝得若無其事，但只要聽過很多流產的故事，妳就會發現女性有多麼勇敢和機敏。卡拉後來盡快編個請假的理由，在搭計程車回家途中，忍不住痛哭失聲。

晚上卡拉流了更多血，感覺更痛了，完全睡不著覺。隔天早上她跟羅伯去早期妊娠門診，接受代理醫生安排的超音波檢查。早期妊娠門診專門評估和監控初期妊娠，比其他醫療單位更適合討論早期流產。跟外科或急診室不同的是，這裡可以提供孕婦特殊的資源，例如：超音波儀器和驗血儀器。我跟一位醫生聊過，他推測在早期妊娠門診看到的女性，大約半數都會流產；女性去那裡看診的頭號原因就是有流產風險[8]。

那天幫卡拉做超音波的檢驗師總算有一點敏感度，不至於在瀰漫著恐懼氣息的檢查室一言不發，也沒有問卡拉有沒有「好好的」懷孕。卡拉躺在鋪著紙的塑膠床上，看起來不夠慎重，卻也無可奈何。檢驗師跟他們解釋她在螢幕上看到的東西：一個小小的胚囊，緊緊包裹住已經失去心跳的小寶寶。卡拉上一次流產距今快兩年了，但卡拉依然記得檢驗師當下如何安慰她：「檢驗師拉著我的手，直視我的眼睛，告訴我她有多麼遺憾。她對羅伯也說了相同的話，這就是我們當下最需要的。」

這位親切的檢驗師成了當天唯一關懷卡拉的人。極少數的早期妊娠門診會附設心理諮商服務，可以把流產患者轉介過去，卡拉就診的單位剛好沒有。就算有這種服務，通常也要等幾個禮拜，甚至數個月才預約得上。有些女性等到第一次諮商時，早已承受第二次流產或第三次流產。現在社會運動不斷呼籲提高預算，以提供流產婦女更優質的關懷，支持她們後續的懷孕。目前婦女仍仰賴慈善單位所提供的支援，或者像我的個案，乾脆自費接受心理治療。

卡拉接連面對兩次流產，第二次她就沒有那麼「樂觀」了。她身心交瘁，以「腸胃不適」為由請假一週，那七天幾乎都躺在床上。她永遠記得那是她人生最低潮的開始：「我沒想到會這麼慘，會流這麼多眼淚。」她哀悼她夢寐以求的寶寶，憤恨世間如此不公平，竟讓流產再次降臨在她身上。她還意外發現自己另一層的怒火：她到現在才知道，自己在第一次流產壓抑了多少哀傷，以致於她失去第二個寶寶時，喚起了她塵封已久的哀痛。這樣的情況並不少見，我遇過很多女性都是從最近一次流產，猛然驚覺自己根本沒走出上一次流產的哀傷，可見先前的流產「並沒有獲得應有的關注」。

卡拉和羅伯把第二次流產的消息通知給知情的親朋好友，一來必須讓他們知道情況，二來想博取他們的關注和支持。但大家都興趣缺缺，令卡拉很失望。她只聽到幾句敷衍性質的「我很遺憾」，還有一些搞不清楚狀況的人，像她妯娌就說：「起碼妳這次也是早期流產，順其自然吧！」卡拉永遠記得代理醫生脫口而出的話，她妯娌這番話當然也深植在她心中，就連她跟我諮商時依然憤恨不平：「『起碼』是安慰別人應該說的話嗎？『順其自然』這種話她也說得出口？」

這些「同情」不經意帶給人痛苦，令卡拉不敢置信、傷痛和憤怒，只可惜說這種話的人還不少。流產婦女最常抱怨的有兩個，一個是刻意輕描淡寫的慰問，另一個就是不恰當的慰問，甚至落井下石。大家會說一堆無濟於事的話，讓人聽了心情很差，例如：「繼續試，妳一定會成功！」「明明不會這樣子的啊！」再不然就是「至少妳現在要懷孕還很容易」。我個人覺得，有安慰總比沒有好，但卡拉卻認為，如果是這種無腦的安慰，還不如不要。除非我們好好去體會流產是多麼難以面對的經歷，否則永遠也學不會說出「動聽」的安慰，但我希望這本書可以幫助大家。

二〇一七年英國流產協會正視措辭的問題，推行「簡單說運動」（Simply Say），提出一個我再熟悉不過的建議：為了保險起見，最好把每一次的流產看得很重要。無論如何都要承認流產曾經發生過，「如果身邊有人流產，不知道該怎麼回應，其實只要說……我很遺憾。」依照我的經驗，只要用心去說，這句話會有一股神奇的魔力，就像卡拉和羅伯那一天在超音波檢查室，聽了這句話內心深感安慰。說完「我很遺憾」之後，往往還有其他話可以說，只要用心體會，就會知道可以說些什麼。

正如同我們說的話，無法好好表達同情心和同理心，失去寶寶的父母往往也需要別人的鼓勵，才能夠好好抒發他們的經驗。所以要給他們時間，還要對他們的經歷展現同情心和好奇心。語言束縛了我們每個人，正如尼采所言：「跟音樂比起來，言語溝通厚顏無恥；言語會輕描淡寫，殘忍傷人；言語會去除個人化；言語會把不平凡變得平凡。[9]」卡拉跟我說，她無法把第二次流產的複雜性傳達給她的妯娌和其他人知道，令她灰心不已：「光是說『我失去寶寶』並不夠貼切，我其實還失去過去和未來，失去我的天真，失去我對自己身體的信心。我大量失血，很多天無法工作。我在那之前也失去過寶寶，只是一直被我隱藏起來。」

雖然親朋好友建議他們「慢慢來」，但卡拉和羅伯就是迫不及待，急著再次嘗試懷孕。一般醫療常識也是建議休息幾個月[10]，但現在沒有這種禁忌，只要雙方準備好，隨時都可以再度嘗試。近期研究[11]顯示，流產後六個月內再度懷孕，其實比較不容易再流產（或早產）。雖然不時有這種現象，但畢竟這是神祕難解的領域，大家至今都還不清楚原因。

失去兩個寶寶的哀傷，依然縈繞在卡拉和羅伯的心頭，但他們還是很想要有自己的孩子。把希望寄託在下一次懷孕，反而讓他們在心碎的泥淖中有一個生活重心。他們越來越懶得見朋友，主要是因為朋友沒什麼心思聽他們訴說長久以來的悲傷，以及擔心有更多悲傷降臨的心情。卡拉在幾個月後又發現自己懷孕了，她沒有以前那麼滿心期待：「這是我第一次趁羅伯不在的時候獨自驗孕，我不太敢看結果，反正都會傷心收場，我比較想要寶寶，不想要懷孕。」這是卡拉半年內第三次懷孕，看起來有違常理。

流產後很快又懷孕，一點也不輕鬆，更何況是在連續流產之後，通常會波折不斷。女性會面對兩個棘手的等待期：一是確認有沒有再度懷孕，但是心情有可能像卡拉說的憂喜參半；二是確認胎兒有沒有安全著床。研究證實，當病患在等待醫學檢查結果，確認身體有沒有嚴重健康問題時，例如：在等待基因篩檢結果或乳癌診斷報告、或者等待腸胃道內視鏡檢查結果，都可能面對極大的壓力，最好能夠接受心理諮商來紓壓。至於跟復發性流產更相關的經驗，正是接受試管嬰兒療程的伴侶，從移植胚胎到得知驗孕結果之間，也有一段痛苦的等待期[12]。這些研究顯示，「不知道」檢查結果會加深不安的情緒，我這才明白，原來就是這種存在焦慮，迫使我很多個案開始接受心理治療。任何經歷過復發性流產的女性和另一半，都會想要和需要知道，這次懷孕是否會實現他們的夢想。

這一次，卡拉寧願認為她「不算」懷孕。一旦發現自己想著「心中的孩子」，便趕快打消念頭。她第三次懷孕變成實驗性質，她想像自己處於「有一點懷孕」的不合理情境中，卻反而加諸自己惱人的束縛：「我花很多心力說服自己，我只是在懷『孕』，而不是懷一個寶寶。但這是不可能的，因為我滿腦子都想著要平安懷孕。我當時的人生只有這個願望，不惜犧牲一切來換取寶寶平安出生。」

卡拉在第三次懷孕和等待期的痛苦掙扎，絕非她個人所獨有。女性在單次流產或多次流產後，大多會有意識地克制自己的期待，不敢想未來會有寶寶的出現[13]。越是把孩子想得更清楚，越害怕失去，也就更容易心碎。很快的，樂觀被焦慮淹沒，陷入澈底的絕望，只看見一絲微光。

為了避免第三次懷孕受到任何傷害，本來不太迷信的卡拉，開始變得迷信，這在復發性流產的婦女身上很常見。她開始過度警戒自己的飲食（例如：「我竟然沒有用 Evian 礦泉水清洗生菜」），她還會違反她一貫的理性，經常到辦公室附近的許願池，也會在衣服底下戴著「好孕腰帶」（fertility belt），這是用月長石、綠簾花崗石和玉石串成的，網購廠商標榜「從身心和宇宙統合生殖系統[14]」。

卡拉回顧自己這些行為覺得「有點瘋狂」，但是在這種情況下訴諸神祕力量，其實還滿符合人性的。我諮商過的女性也經常這樣，我自己也曾經試過各種方法，來保全我最後一次懷孕，比方在口袋放著紫水晶手鍊、在臥房掛著雄偉的非洲「好孕面具」。就算我不相信手鍊和面具會幫助我的孩子足月生產，我還是願意孤注一擲，試試看各種可能性。除非未來生育科學可以回答我們更多迫切的問題，否則「訴諸保生大神」的行為仍會繼續猖獗。

根據文字證據顯示，前現代的早期醫學和文化迷信，相當重視懷孕會遇到的各種疑難雜症。十七世紀的醫生約翰・霍爾（John Hall），剛好也是大文豪莎士比亞的姻親，據傳他會治療經歷多次早期流產的女性。他用鼠尾草強化女性的子宮，並將石榴石和珍珠壓碎，混合半熟的雞蛋來治療。他也會建議女性用松節油和其他藥物，敷在「腰部、薦骨和下腹部」[15]，這跟卡拉的「好孕腰帶」是差不多的概念。

在霍爾的年代，大家普遍認為當媽媽情緒高漲，例如：感到憤怒、恐懼和悲傷，也會威脅到未出世的寶寶。事實上，古代人深信女性心理狀態對胎兒的影響，絕對不只是這樣。胎內感應（maternal impression）的概念[16]，最早可以追溯到羅馬時期，現在卻被視為奇怪的說法。這意謂孕婦心中任何「雜亂的」想法和感受，不知怎麼的都會傳達給或「印在」正在發育的胎兒身上。舉例來說，孕婦突然想吃草莓，可能在胎兒身上留下紅色胎記，其他更「危險」的思想甚至會導致胎兒嚴重異常。

無論妳覺得這種想法有多麼荒謬，但許多女性在經歷復發性流產之後，確實會相信各種五花八門的「胎內感應」。這些女性太想把孩子平安生下來，卡拉便是其中之一，她擔心自己的心情不好，可能會「害死」孩子：「如果我相信寶寶會好好活著，又深怕自己過度樂觀，可能招致噩運，但如果完全不去想寶寶，又擔心寶寶會覺得自己不受期待，也可能會死掉。」

這些為了安胎而付出的努力，對於心理和情緒都是折磨，卡拉也覺得難以忍受，她提到自己變得孤僻、愛哭和急躁。她開始害怕外出，以免看到孕婦隆起的肚子，在超市也會刻意避開賣尿布和嬰兒用品的區域。她發現自己說不出令人感興趣的話，乾脆謝絕任何外出的邀約。她的世界迅速萎縮，她的人生陷入停擺，形成了惡性循環。當她把自己封閉起來，她滿腦子想的都是不穩定的懷孕狀態，只會更加脆弱。卡拉和羅伯有好幾個禮拜都是處於這種狀態，有些人甚至持續好幾個月或是好幾年。

目前有人正在研究[17]（但我寫這本書的時候，研究結果尚未刊登出來），如何運用簡單聰明的方法，支持女性度過懷孕十二週以前的等待期（尤其是在復發性流產門診，但按理其他門診也適用）。這份研究給女性一張小卡片，卡片上寫著十句「正面重估」（positive reappraisal）宣言，鼓勵女性去發現逆境中的正面事物，例如：從朋友或另一半的善意所獲得的力量。女性必須每天朗誦卡片的內容兩次。

我還不知道最後的研究結果，但我猜想這種簡單的干預，對於女性的幫助很大。目前已有其他研究證實，當我們在等待可能改變人生的檢查結果，如果可以獲得類似的幫助，確實可以紓解壓力。何況小卡片象徵著「施予者」持續的關懷，讓當事人有一個具體的東西可以掌握、有具體的事情可以做。否則就會像卡拉經歷過的，無力感、無助和沒有任何期待的心情都會襲捲而來。

這種幾乎零成本的干預方式，似乎潛藏著極大的效益，我們在診所以外的地方，也可以做一些零成本的事情，支持像卡拉這樣的女性度過難關。卡拉回顧過去，想到她有多麼需要找回懷孕以外的生活面向，例如：她對電影、文學和交友的熱愛[18]。

像卡拉這樣的女性，通常身邊沒有可以鼓舞她的人。如果流產一再發生，大家到最後都會無話可說，甚至把自己對再度流產的恐懼投射到她身上。卡拉至今仍記憶猶新：「我跟朋友說我又懷孕了，大家一點也不興奮。我媽整個人定住了，她不懂我為什麼這麼急著懷孕。我有時候也覺得自己很瘋，但我就是需要別人的理解。母親節對我而言相當煎熬，我媽和其他人都不記得我們失去的寶寶，也不記得我肚子裡的寶寶。」

我強烈認同卡拉的感受。我最後一次流產，有幾個朋友不僅不安慰我，還委婉建議我「停止」嘗試懷孕，何況我只有流產過四次。後來我參加培訓成為流產協會的電話關懷志工，有一個同期培訓的同學甚至懷孕十四次，其中有九次流產。我還聽過有女性流產十四次，沒錯，就是十四次！她公開分享她懷孕那些年（其中包括五次足月生產），如何吞噬她生活的各個面向。一來是她持續累積的悲傷和絕望，帶給她極大的痛苦；二來是周圍的人對她越來越不諒解，不只慰問變少了，大家還讓她覺得，每一次懷孕都比上一次更微不足道。

大家對復發性懷孕的反應，會隨著流產次數增加而趨於冷淡。我想起部分歷史學家對以往家庭關係的解讀，普遍認為當時嬰兒的死亡率很高。有一份估計顯示[19]，一八〇〇年全球有高達百分之四十三新生兒活不到五歲生日，一九六〇年這個數字降為百分之十八點五，二〇一五年更降到百分之四點三，可見現在嬰兒死亡率比兩百年前低了十倍。怪不得古人生孩子，都會先做最壞的打算，就像卡拉在懷孕初期的反應。有些人推測，當父母親不確定孩子能否存活下來，就會拒絕跟未出世的孩子或小嬰兒建立感情。

歷史學家羅倫斯・史東（Lawrence Stone）認為，現代初期的英國可能就是這種情況：「死亡無所不在，扭曲了整個社會的感情關係。無論對任何人投注感情資本都要精打細算，尤其是活不久的生物，例如：嬰兒。[20]」父母親只好不在脆弱的嬰兒身上放太多感情和關愛，這樣卻反而提高嬰兒的死亡率。此外，奶媽的存在（讓其他女人來為自己的孩子哺乳）也是刻意疏離。精神科醫生柯林・穆瑞・帕克斯（Colin Murray Parkes）對哀傷研究很有一套，他似乎也持相同的看法[21]，引用蒙田（Montaigne）寫於一五八〇年的一段話：「我有兩、三個孩子很小就死了，遺憾還是有的，但就是沒有巨大的悲傷。」其他研究者也從信件和日記引述類似的言論，可見在嬰兒死亡率高的時代，流產根本是不痛不癢的事情[22]。

既然所愛的人終有一死，只好盡量讓自己對死亡無感。這種說法根本說服不了我，我懷疑古代人就跟卡拉一樣，一下子期待、一下子害怕、一下子是愛，五味雜陳。我們現在只是從僅存的文字紀錄來推測，這只能代表一部分現實，畢竟古代女性的內在經驗一向缺乏紀錄。

歷史學家琳達．帕拉克（Linda Pollock）就提出來自學術界的質疑聲音，她寫到十六至十七世紀歐洲和英國上流階級女性的懷孕經驗，指出懷孕是令人狂喜的事情，但也可能像卡拉一樣充滿恐懼：「從流產的角度來看，懷孕其實是棘手、不舒服、有風險的情況，除非受到妥善照顧，否則注定會早產。[23]」這些女性如同卡拉，顯然也在未出世的孩子身上投注很多感情，還要承受難產死亡的風險——她們可能都聽過誰因為難產死亡，所以一些貴婦在產前會預先寫好遺書。我跟帕拉克有相同的想法，我也認為這些害怕的女性，對於未出世孩子和嬰兒的情感反應，絕對不是只有漠不關心或鐵石心腸。

卡拉第三次懷孕受制於這種心理戰，內心度日如年：「我沒有心思工作，只好敷衍了事，勉強通過就好。每天回家就準備上床睡覺，一天過一天。我彷彿身在另一個世界，旁觀這一切。」在這些看不到盡頭的日子，沒有人問候她的平安，大概是看到她消沉的態度，覺得她可能想一個人靜靜。但其實身邊的人不用想太多，只要在她身邊傾聽和理解就夠了，還有在她再度流產的時刻陪伴她。

卡拉覺得第三次流產格外痛苦，那是發生在她懷孕十一週的時候，比前面兩次流產發生得更晚，粉碎了她最深的期待。「我正要開始相信，一切應該會順利的。」她現在對於身體的細微變化更熟悉了，早在出血這個最壞的徵兆出現之前，她就先打電話給早期妊娠門診，羅伯全程陪在她身邊。但這是不是以前那位檢驗師，檢查結果出她第三個孩子在幾週前就已經停止生長。「我已經知道醫院的例行處理程序，所以我想要回家，讓我的身體自己道別。我想我還算幸運，不久子宮就把所有東西都排乾淨了，並不需要接受治療或手術來排出，也不用再接受超音波檢查。」

卡拉記得很清楚，當時的情況讓她相信也不是，不信也不是。她所面臨的身心衝擊，如同大災難突然降臨，讓她的心情跌到谷底。每天夜晚都靜不下來，難以成眠。她也不敢跟知情的朋友公布噩耗，以免像以前一樣，沒有獲得期待中的支持。第三次懷孕還引發另一層強大的焦慮：「這對我打擊很大，我猛然驚覺我可能永遠當不成媽媽，或者至少生不出活蹦亂跳的孩子。」

女性經歷流產後會擔心自己當不成媽媽，反覆流產還會提高憂慮的情緒，令人身心俱疲。想要成為父母親的強烈渴望，促使女性及另一半反覆受孕（或者沒有受孕成功），進而承受極度心碎的懷孕過程。我當然明白這是因為太想要孩子，才會不惜犧牲一切來實現夢想。但我也很清楚，「當媽媽的理想」深植於我們的人生背景，以致於現代女性仍期待成為母親，以特定的方式生兒育女。

大約一九八五年，我還是個少女，第一次聽到女性主義者挑戰母職和陰性特質之間密不可分的關係。我從小在天主教家庭長大，不知不覺耳濡目染「聖母瑪莉亞」的肖像和啟示，小時候就開始深信自己增產報國的角色。但是到了青少年後期，我看了安妮・奧克利（Ann Oakley）和安卓亞・瑞琪（Adrienne Rich）的批判，開始拓展我對母職的思考。只可惜瑞琪強而有力的論述至今依然站得住腳，可見這些年來都沒有什麼進步，她說：「沒有當媽媽的女性被視為離經叛道。[24]」最近澳洲研究也指出，成為母親一直被視為女性的天性，一般正常的女性就應該有當媽媽的渴望[25]。

我們的文化習慣貶抑沒有孩子的女性，要不然就是覺得她們「不孕」很可憐，完全不管她們是否自願選擇「無子一身輕」。雖然男性也要承受當爸爸的壓力，但因為社會期待女性把人生的重心放在生兒育女，所以女性的壓力比男性更大。生育論述的各種詞語也來幫倒忙，例如：「受孕失敗」、「懷孕失敗」、「子宮頸黏液異常」和「子宮頸內口鬆弛症」（我一再被提及的生育問題）。這些詞語正在慢慢退流行，但還是有人會使用，所以只要懷孕「出問題」，女性就會覺得「錯」在自己身上。

英國這些鼓勵生育的有害觀念，剛好是在二〇一六年保守黨黨魁選舉出現的，當時議員安德莉亞・李德森（Andrea Leadsom）認為自己育有三子，她才是「真心在乎」英國未來的人，比膝下無子的德蕾莎・梅伊（Theresa May）更有優勢。更令人憂心的是，前澳洲總理茱莉亞・吉拉德（Julia Gillard）因為沒有生孩子，遭受各種政治反對勢力的詆毀，參議員比爾・赫夫南（Bill Heffernan）就曾經痛批她：「不願生孩子的女性……根本不知道什麼是人生。[26]」（The Bulletin, May 2007）

我跟作者喬蒂・戴伊（Jody Day）聊過，她第一本書《過著意想不到的生活》（*Living the Life Unexpected*）出版後，二十四小時內榮登亞馬遜暢銷書榜。她成長快速的組織 Gateway Women 提供線上社群，讓沒有生孩子的女性可以互相支持，現在會員數大約兩百萬人。我和喬蒂聊到，現在大家看待無子的女性，仍會落入幾個原型，例如：「老處女」、「瘋狂貓夫人」、「醜老太婆」、「巫婆」，甚至「自私鬼」。喬蒂也觀察到：「就連『職業女性』把事業看得比家庭重要，也有違反女性化之虞。我根本找不到一個英文字，可以價值中立的描述無子女性。」

喬蒂發現鼓勵生育的思想無所不在：「只要走進超市，妳就會看到雜誌架特別愛彰顯懷孕生子的女性。」碧昂絲（Beyoncé）的雙胞胎孕肚照傳遍大街小巷，成為大家茶餘飯後的話題。「自從一九九一年黛咪・摩爾（Demi Moore）大秀孕肚照，媒體就開始在榮耀母職，引起了關鍵影響，造成明顯的改變。但我不確定這是不是高峰，搞不好一山還有一山高。」我們聊完隔天，小威廉絲（Serena Williams）的全裸孕肚照曝光，刊登在黛咪・摩爾也秀過的雜誌封面上，看起來好美，但我絕對不會把這種照片掛在我的候診室。

喬蒂也提到在西方世界，鼓勵生育的壓力跟鋪天蓋地的消費文化掛勾；我們的人生要「成功」，似乎就非得「生產點什麼」和「消費點什麼」。我們的生活方式和物質用品便是成功的證明，包括房子、車子、衣服和數位裝置。從這個文化視角來看，「生產」寶寶變成「人生勝利組」非做不可的事情，追求母職也成為一大「人生成就」。如果做不好或根本沒去做，那就是失敗的人生。喬蒂下了一個總結：「唯有當過父母，才算真正的長大，搞得大家都很害怕沒有生孩子。」

我的專業領域其實也是共犯——尤其是在以前——經常歌頌當母親的人。依照佛洛伊德的理論，如果女性發育正常，理所當然會渴望生寶寶。如果女性沒有這種渴望，就是心理有問題。佛洛伊德之後的知名思想家繼續思辨，終究認為女性主要的發展目標是生孩子。發展心理學家艾瑞克・艾力克森（Erik Erikson）自創「認同危機」一詞，意味著女性「擁有寶貴的內在，女性的自我實現不僅要成為生物體和人，還要當個養育者。[27]」我跟同業聊過，總覺得這些觀點仍存在於當今的心理治療界。

卡拉第三次流產後，都已經過了幾個月，仍然無法從早期妊娠門診獲得長期的情感關懷資源，她也不奢望從她的醫生處獲得。現在絕非只有流產這個病症欠缺情感關懷，我身為心理治療師，發現有很多心理健康問題的醫療服務都不及格。卡拉的心情跌到前所未見的谷底，她說：「我睡不著，但也爬不起來。一個禮拜後，我又去看醫生，要他簽給我更長的假單，但看診的卻是不同的代理醫生，我只好從頭說起。我根本聽不懂她在說什麼，一下子問我有沒有『胚囊萎縮』，一下子問我有沒有把『受孕體』排乾淨，但是她一次都沒有說到『寶寶』。」

我們所說的醫療詞彙都是科學書面語言。以流產來說，有很多醫學名詞都無法描述女性如何理解自己和寶寶的身體，以及那段導致她和寶寶天人永隔的危險過程。這些語言還在持續演進，尚未發展完全或普及開來。言語確實會擾人和傷人，舉凡「胎死腹中」或「葡萄胎」都無法描述夢寐以求的寶寶之死。

我始終忘不了某一次跟醫生交談，那時候我懷孕十六週流產，躺在硬邦邦的塑膠床上，雙腿屈膝，腳跟踏在靠近臀部的地方，趕時間的醫生檢查我的子宮頸，評估我子宮的狀況，她對於我的淚水和大衛的悲傷視而不見。大衛盡其所能的安慰我，我身下的紙張拚命吸我流出的血，在我周圍留下不規則的血痕：流產老是發生，這一次我終於澈底崩潰。雖然進出醫院對我來說是家常便飯，但我還是不習慣依照「醫療專業」行事，再也受不了我的身體把醫療擺第一，把痛苦的心擺第二。

醫生手裡拿著灰色的紙盤，迴避我驚嚇的眼神，要我耐心等待「受孕體排乾淨」，她說完就逕自離開。我根本聽不懂她的意思，從她的話聽起來，我的子宮似乎會產出寶寶以外的東西。她是醫生，她才是最清楚狀況的人。數個世紀以前，大家覺得女性的子宮可能會產出軟骨或水果等「產物」。一七八八年有一位德國醫生寫道，「女性的生殖器官不只會產出人類[28]」。在更早之前，一七二六年英國戈達爾明（Godalming）地區，瑪麗・塔夫特（Mary Toft）試圖說服皇家外科學院（Royal Surgeon），她曾經生產過動物器官和兔子，後來被拆穿是一場騙局，因而遭到監禁。我並不擔心我肚子裡有什麼非人的東西，但我真的很擔心到底會排出什麼，這下子終於明白古人為什麼會這麼緊張。

醫學名詞會反映當時的背景，比方十九世紀所謂的「漂泊症」（drapetomania，源自古希臘所謂的「逃脫精神障礙」），其實是一種「心理疾病」，導致奴隸一直想逃脫。現代這幾百年間，「墮胎」本來也有「流產」的意思，兩者在前現代的醫療文章還會交互使用，例如：簡恩・夏普（Jane Sharp）一九七一年出版的《助產士全書》（The Midwives Book）。現在「墮胎」的意思改變了，意指人工終止妊娠，否則在一九八〇年代末之前，根本沒有「流產」（miscarriage）一詞。醫生都是說「墮胎」（abortion）或「自然流產」（Spontaneous abortion），像我和卡拉這種經歷過復發性流產的女性，就容易被貼上「習慣性墮胎」的標籤。英國流產的名詞開始與時俱進，一部分要感謝任教於倫敦聖瑪麗醫院（St Mary's Hospital）產科的理查・比爾德（Richard Beard）教授。

比爾德深知女性的流產經驗，一九八五年致函權威醫學期刊《刺胳針》（*The Lancet*）一封文情並茂的信：「英文明明是如此生動的語言，怎麼可能會無法區分兩種在妊娠初期排出子宮內容物的方式呢？一種是自然途徑，另一種是經由人工。」雖然他說成「排出子宮內容物」，讓人聽起來不太舒服，但這封信的影響力很大，我無論如何都很感激他。他提到英國流產協會所做的研究，百分之八十五經歷過流產的婦女不希望用「墮胎」指稱自然流產，他也能夠體會流產女性的「極大痛楚」、「堅毅」和「絕望」，以及「面對人生低潮」卻「毫無怨言的精神」[29]。

在比爾德的呼籲下，醫界的作法開始改變，至少在醫學期刊是如此。一九八〇年代初期，英國婦產科期刊（British Journal of Obstetrics and Gynaecology）一律以「墮胎」表示流產。但是到了一九八九年，再也沒有這種情況發生，只不過「自然流產」一詞在國際研究期刊陰魂不散。西班牙文的自然流產（aborto espontáneo/natural）也可能有墮胎的意思，很容易翻譯錯誤。最近美國研究顯示，百分之八十八受訪者偏好聽到「流產」（miscarriage）或「初期妊娠終止」（early pregnancy loss），至於支持使用「自然流產」（spontaneous abortion）或「初期妊娠失敗」（early pregnancy failure）的人，大多有親身經歷過意外懷孕，或者先前有計畫墮胎的紀錄[30]。

此外，不是只有我討厭「流產」這個字。流產一直有「錯誤」或「失誤」的言外之意，難免把矛頭指向女性，這促使研究者[31]刻意在論文探討「非自願妊娠終止」（involuntary pregnancy loss, IPL）。最近關於復發性流產的臨床治療方針，也開始使用「復發性妊娠終止」（recurrent pregnancy loss）一詞，未來可能會帶來不一樣的標籤。但也有很多人認為，「終止」有健忘或疏忽的意思，甚至給人「錯置」的感覺[32]，極為反諷。

除了令人不悅的用詞，卡拉短短幾分鐘的看診時間，還發生其他惱人的事情：「她問我要不要服用抗憂鬱藥物，我都還沒回答，她就開始開藥，我根本不需要吃藥！我只是需要有人聽我說說話，理解我的感受。」卡拉看醫生打字的時候，感覺醫生只有聽見她一部分的情況（失眠和憂鬱），但其他部分（痛失一切、自我貶抑、害怕當不了母親）頓時消失在眼前。

我並不反對以藥物治療急性心理病症，但是我知道，同理心、同情心和理解本身就有療癒的功能，這些才是處理流產後潛在哀痛的第一步。醫生開了診斷證明，讓卡拉有辦法請病假，但她需要的顯然是心理諮商和其他進一步的關懷，來幫助她面對無法承受的痛。醫院很可能沒有提供這方面的服務（這些服務普遍不足），但醫生也沒想到要建議她一些自費的資源，也沒有告訴她有一些慈善機構可以幫助她度過難關。

我聽到卡拉這一段令人失望的看診經驗，一點也不驚訝她的醫生草草了事的態度，倒是讓我想起十八世紀德國約翰尼斯・史托奇（Johannes Storch）醫生。醫學歷史學家芭芭拉・杜登（Barbara Duden）在她的著作《膚下的女人》（*The Woman Beneath the Skin*）[33]中，詳細分析史托奇醫生特殊的診療過程。史托奇醫生詳實記錄他和中產階級女性病患的問診過程，其中不乏孕婦，讓我們大開眼界。他滿懷好奇心，用心傾聽女性的內在感受和身體變化。大家都感覺得出來，他是真心傾聽，也很努力感受病患的狀況，而非匆促做出診斷。

史托奇所擁有的時間，當然比現在過勞的醫生更多，況且他除了病患的描述，還真的沒有其他東西可以依賴。當時還沒有檢查技術，也不可以直接檢查女性的身體。只不過我讀到他這麼仔細聆聽女性的病況，再來對照現代女性相反的就診經驗，令人感到不勝唏噓。現在女性經常抱怨看診匆匆忙忙，身體健康凌駕於心理健康之上。雖然她們願意去看病，但仍希望可以接受全面性的治療。

醫生發現卡拉可能罹患憂鬱症，這表示醫生確實注意到病人的情緒健康。當然值得肯定，但卡拉覺得醫生太快下定論，也沒有好好評估她的悲痛情緒。難怪看不見她深層的哀傷，以及她頓時畫下休止符的未來。事實上，有更多女性的情況更悲慘，單次或連續流產後的心理健康問題，不僅完全被忽略，還被視為「理所當然」。

自從研究社群開始重視流產，也開始評估流產對心理的影響，首當其衝的當然是哀傷。除此之外還有憂鬱、焦慮和創傷後壓力症候群（PTSD）。不過，這些研究缺乏連貫性，分別考慮不同的變數，邀請不同的受測者，以致研究結果難以統整，況且只有極少數研究專門探討復發性流產對心理健康的影響[34]，這部分還有很多需要釐清的地方，以便讓女性及另一半獲得更妥善的治療。

我不確定該如何一刀劃下，區分各種流產後的情感狀態（例如：區分哀傷和焦慮，區分憂鬱和哀傷），但這些研究確實跟我目前所知的相去不遠。流產的經驗，可能造成大家想像不到的悲痛；流產所導致的生存狀態，可能無法說斷就斷；一個失去寶寶的人，除了從親朋好友或一般人際關係獲得支持，可能還需要其他關懷。更何況像卡拉的情況，流產反覆發生，情緒恐怕會衝擊生活各個層面，完全不亞於憂鬱症或嚴重焦慮症。

現在至少在研究圈已形成共識，一致認為流產會導致深沉的悲傷，也試著衡量流產的悲傷程度，以便喚起大家的重視。還有許多研究更進一步探討流產的哀傷在什麼情況下會減輕或加劇，妥善理解復發性流產如何影響女性及另一半。值得注意的是，研究論文通常會釐清「流產哀傷」的特殊性，強調一系列複雜的失落感和對未來的夢想。只可惜缺乏明確的定義，從「知識論」來看還不夠成熟[35]。簡單來說，學術界尚未充分證實流產的哀傷。

週產期哀傷量表（PGS）、流產哀傷量表（MGI）、週產期哀傷強度量表（PGIS）、週產期喪慟哀傷量表（PBGS）和流產衝擊量表（IMS）等工具，都曾經用來評估流產後的哀傷反應，例如：渴望、悲傷和痛苦的失落回憶。這些似乎都導向同一個結論，讓我們明白流產後的哀傷情緒，完全不亞於其他重大喪慟，例如：痛失重要的親人。然而，這些研究結果尚未廣為人知，在所有哀傷中，流產的悲傷依然備受忽視。現在研究圈大致認為，流產後的極度哀傷大約會在六個月後減輕，然後在一年後穩定下來[36]。但如果流產接二連三發生，就可能難以走出哀慟，不僅傷痛會持續累積，還會衝擊其他揮之不去的情緒，包括焦慮、心情低落、憂鬱、憤怒、罪惡感、嫉妒和絕望。

至於流產後的焦慮和憂鬱情緒，這方面的研究也是缺乏整合。一些研究指出，大部分剛經歷流產的女性，都有符合臨床所認定的憂鬱（百分之二十七）和焦慮（百分之二十八至四十一）[37]，這兩種情緒都會隨著時間淡化，但憂鬱通常會持續更久。然而，如果流產的次數較多，傷痛就不太可能減輕，甚至在我的個案身上看到每況愈下。有一份研究探討在丹麥國家復發性流產門診治療的女性，強調復發性流產會提高壓力和憂鬱的極大風險[38]，但仍需要進一步深入的研究。

我身邊的人通常不認為流產會導致創傷後壓力症候群（PTSD），但最近初步研究卻認為有這個可能。我也懷疑我的一些個案就是這種情況，可是我通常是到後來才發現[39]。這份初步研究在早期妊娠門診進行，發現有百分之三十九受測者在流產後三個月，符合臨床認定的中度至重度創傷後壓力症候群（這份研究也納入子宮外孕的病例）。

說到創傷後壓力症候群，我們通常會想到戰爭（曾經被稱為「炮彈休克症」）、強暴或天災的陰影。當自己或他人面臨或感受到死亡和受傷的威脅，就可能造成創傷後壓力症候群。怪不得經歷偶發性或復發性流產的女性，也可能會有類似的病症。流產時，女性不僅面臨寶寶的死亡，還要擔心自己的身體健康和生命危險，例如：失血過多、反覆手術或子宮外孕。

創傷後壓力症候群有一些令人身心俱疲的焦慮症狀，其中最危險的莫過於鮮明的痛苦記憶突然襲來，迫使心神重返受創那一刻，猶如「即時」重播一般。我遇過一些個案，她們會無法控制特別恐怖的流產回憶。我自己也有好幾年的時間，反覆想起無生命跡象的寶寶排出體外。這些記憶夾帶著聲音、氣味和細節，偷偷從我身後靠近，阻止我繼續前進。還好我夠幸運，有心理治療師可以幫助我把回憶留在過去，停留在它最適當的位置。

卡拉的心理健康狀態不佳，反而幫了她大忙。她夜晚難以成眠，卻無意間找到後來她最強大的心理支援：網路。針對流產婦女所建立的網路社群，堪稱是我目前所見對於流產關懷最大的變革。這屬於第二波變革，第一波是在一九七〇年代至一九八〇年代興起的面對面關懷社群，還有一些社會運動，以及最早期的流產慈善機構。這些社群的存在，再次證明了女性在其他地方得不到協助，但也提醒大家，我們有很多管道可以提供流產婦女支持，不管是在網路上或是面對面。網路社群對流產婦女的幫助很大，尤其是復發性流產的人；這些人的生活圈會變小，缺乏活水注入。如果可以遇到有類似經歷的人，比較能夠互相「理解」。

有一天晚上，卡拉睡不著覺，這當然不是第一次，她上網搜尋誰也回答不了的問題：為什麼我會一直流產？當時她已經轉診到專科門診，但至少還要等待三個月，況且她的經濟狀況不允許她去看私人診所。卡拉至今還記得，她不經意找到網路流產論壇的心情：「那些貼文讓我看了很久，都是一些我想說出口、卻沒有人想聽的話。那些女性坦承自己會恐懼、憤怒和孤單，還會嫉妒其他順產的女性，也非常想念她們失去的孩子。這些都不是我朋友可以理解的感受，我也不可能在大半夜騷擾羅伯。就在那一天晚上，我突然放下自己肩膀上的重擔。」

卡拉終於找到了去處，每當她沉浸在哀傷的思緒中備感孤單、或者想要詢問流產問題時（例如：該如何從身心痛苦中復原），終於有地方可以去了。她還有好多事情都不明白，於是開始仰賴其他女性的經驗和建議。每當她想要傾訴，就一定找得到願意傾聽的人。她在其他地方無法跟人交流哀傷、絕望、希望、支持和同情，在這裡都被滿足了。後來她的心理健康改善了，她認為網路社群功不可沒。她心情好多了，睡眠品質也改善，更重要的是，她不再覺得孤單，也沒有服用抗憂鬱藥物。

英國流產協會Facebook論壇的主持人，跟我提過類似的看法。女性（會員幾乎都是女性）似乎可以互相填補外在世界的缺口，這種互惠社群很有意義。她們會討論失血和疼痛，以及性生活、身心變化和情緒狀態，這些話題在網路以外的世界，不斷遭受排擠或忽視。她們會抒發自己遭受的不友善和不仁慈對待，也會尋求彼此的建議，例如：該如何減少流產的發生、該如何治療復發性流產、該如何面對極大的痛苦。她們緬懷已逝寶寶的文章更感人，可能是寫於永遠無法實現的預產期，或者懷孕滿三個月預計要跟大家公布喜訊的那一天。

網路社群不一定是烏托邦，當然也會有衝突和惡言相向，只不過女性在網路上分享流產經驗會比較自在。畢竟我們身處的文化，現在還無法公開討論流產。即便是沒有男性的場合，也只敢私底下小聲說，或者刻意委婉的說。但是在網路上就不同了，除了提醒網友「文長慎入」，就沒有什麼好顧慮的，這是我希望在其他地方也可以有的自由。然而，換成其他文化就不一定了，說不定適合討論流產的場合，反而是在現實生活，而非網路世界。美國女性主義人類學家凱瑟琳・瑪奇（Kathryn March）在她的書中提到一個例子，一九八〇年代她對尼泊爾的塔芒族（Tamang）進行田野調查，這是一個跟我們網路世界完全隔絕的地方。

瑪奇提到塔芒族女性會大方分享自己的生育經驗：「妳問塔芒族的女性她有幾個孩子，她不只會把現在活著的孩子算進去，還會算流產、死產以及其他死掉的孩子。[40]」瑪奇也發現整個塔芒社區，包括男性和老人家，都對流產婦女富有同理心。反觀卡拉和網路上無數傷心的女性，只能夠跟彼此坦誠以對，彼此互相扶持。但是對塔芒族女性來說，失去孩子的哀傷是人之常情，也是人生的一部分。

塔芒族女性看來有現成的支援團體，可以幫助她們化解失落的感受，反觀我諮商過的女性，通常要找同病相憐的人共組社群，否則其他地方根本缺乏適當的後援。網路論壇出現之後，面對面社群越來越少了，但仍是許多人的支持力量。二〇〇五年英國流產協會創立了一個關懷團體，每個月會有一天晚上，在中倫敦的醫院會議室聚會，一位全心投入的志工艾琳（Erin）邀請我參與。我們初次見面的時候，她已經跟其他志工關懷這個團體將近六年的時間。

艾琳告訴我，有些女性（參加者大多為女性）只來一次，有些女性會斷斷續續來幾個月，甚至好幾年。我從其他關懷團體得知，有的女性是在流產後過了好幾十年才來參加，有可能是看到媒體報導才鼓起勇氣，也可能是她們的孩子長大了，跟她們提起塵封多年的流產經驗。在艾琳的關懷團體中，大多數成員都經歷過復發性流產，眼看自己的痛苦、絕望和孤單的情緒持續高漲。

正如網路論壇所發揮的功能，按下「暫停鍵」的人生，似乎也只有在關懷團體這樣的空間，才可能獲得同情和諒解。在某些特殊的日期，流產婦女也可能需要支持，舉凡孩子的忌日或原訂的預產日、母親節或耶誕節。喬治王子出生後，有個非比尋常的觀眾群出現了，那一個禮拜，英國媒體根本沒時間報導其他新聞。喬治王子出生的那一天，生小孩彷彿是再簡單不過的事情，顯然也是伴侶關係重要里程碑，令人欣喜和大感幸福。

在艾琳主持的關懷團體（她後來還在其他地方成立關懷團體），大家先輪流分享自己的故事，描述那些曾經降臨，又隨即離開的小生命。小生命離開了她們的身體，卻從未離開她們的心。我在諮商室也聽過個案對未來懷孕的期待和恐懼，以及身兼「病人」和喪慟準媽媽的衝突身分，還有無處分享心情的痛苦，包括失去無形「寶寶」的痛苦（但寶寶會在心中長存），以及對於不理解或藐視流產痛苦的人，懷抱著憤懣、憤怒和怨恨。

流產後，妳跟朋友的情誼會備受考驗，家庭關係會變得更緊張，有的例子還嚴重到關係破裂。但我發現同病相憐的人之間，可以帶來明顯的解脫，一個小時感覺很快就過去了，說著「我也是」、「我也有這樣的經驗」的聲音此起彼落。這些都是很寶貴的經驗，能夠明顯感受到自己被傾聽、被重視、被同情。但其實就算沒有經歷過流產，也可以提供流產婦女這樣的關懷。雖然這不是團體治療，無庸置疑卻有治療效果。琳達・雷恩（Linda Layne）寫到她為了研究流產而參加關懷團體的經驗，她「最記憶猶新的」，莫過於跟那些「經年累月、毫無保留和真實存在」的傷痛同在。她坦言自己後來有點招架不住，還是決定自己回去療傷，我聽了感觸良多，但並不訝異[41]。

當卡拉發現對她而言很重要的網路社群，她同時也在等待轉診到復發性流產門診，以便接受檢查。她透過網路社群，詢問第一次門診可以問哪些問題，還得知門診會招募受測者測試新療法。有了這些網友，她等待的過程就沒有那麼煎熬了，這些人大多能夠理解，她能否成為母親，其實充滿了不確定性。

復發性流產很可能是染色體異常以外的原因所造成的，所以有資格做進一步檢查。反觀偶發性或一次性流產，超過半數都是因為染色體異常所致。雖然我們知道妊娠終止有哪些可能的原因，但仍需要進一步的研究，讓整個研究更加的嚴謹，進而提供女性可靠的指引。未來我們還要做更多的努力，找出女性復發性流產的背後機制。

到目前為止我們知道，懷孕女性年紀越大，流產風險越高，而每經歷一次連續流產，流產的風險會更高。夫妻之中有人染色體異常（稱為「平衡易位」），就可能導致流產（大約有百分之二至百分之五的夫妻）。女性發生血栓，也可能是流產的原因，例如：抗磷脂抗體症候群（最主要的流產病因，大約占復發性流產百分之十五[42]，但是可以治療），又或者體質容易栓塞[43]。此外，子宮頸鬆弛也可以解釋懷孕後期的復發性流產。

現在抗磷脂抗體症候群等血栓問題，以及子宮畸形和子宮頸鬆弛，其實都有治療的方法。但沒有一種治療可以保證達成爸媽的心願，況且醫學界還在調查其他可能的原因，例如：探討懷孕期間的免疫系統反應、懷孕期間的子宮內膜變化、妊娠期的糖尿病和甲狀腺問題、多囊性卵巢症候群以及感染的影響。

一旦成為復發性流產門診的病患，女性將會接受篩檢，確認這些少數已知的流產因素有沒有對自己造成影響。英國國民保健署旗下的門診，通常有類似的檢查方向，二〇一七年底歐洲生殖醫學會（ＥＳＨＲＥ）所頒布的指導方針，也可能影響篩檢的方式和時間。我寫這本書的時候，卡拉可能會接受超音波和其他更侵入性的檢查，偵測子宮有沒有異常，還會抽血檢查血栓問題或有無感染。如果她在看門診期間懷孕，然後又流產了，門診有可能建議她讓流產的寶寶接受基因篩檢。為了讓下一個孩子好好活著，只好把自己流產的寶寶交給科學研究，這絕對不是一件容易的決定。

我諮商過很多女性，為了縮短等待時間，寧願自己花錢去私人診所，有可能貸款借錢，也可能花光積蓄。甚至有一個例子，把房子拿去再抵押借款，一來支付醫療費用，二來放棄工作專心懷孕，讓孩子足月生產。我也聽說過，有些醫生開出的治療方式，竟沒有獲得醫學界「正式」認可，或者被其他醫生反駁。一旦懷孕夫妻發現真相，只會感到格外的困惑和沮喪。

檢驗結果可能要等待數週，讓「人生停擺」多了一層新含義。這段等待期會承受更多的壓力，必須設法兼顧看診和工作（可能找藉口請假）。雖然有理由去期待，卻大多以失望告終。這些門診可能讓女性慶幸自己有救了，卻同時也可能讓女性淪為醫學研究對象。一切簡化成數字和百分比，「正常」和「不正常」。一位個案至今記憶猶新，她說每次打電話到專科門診，都要回答生日，讓她差點把「生日」當成是自己的名字。不過，專科門診最常見的痛苦經驗，莫過於做完所有檢查仍一無所知，還是不清楚流產的具體原因。

卡拉最後並沒有做任何檢查，很快的，她懷了第四胎，產下她的女兒艾拉，沒有人知道為什麼她這次懷孕可以足月生產。我倒認為網路社群給予卡拉的支持功不可沒，讓艾拉終於平安降臨這個世界。網路社群提供真切的同情、持續的體諒，幫助她度過莫大的恐懼，例如：擔心身體異常、再度流產、友誼破滅和當不成媽媽。我們至今還無法確定，當孕婦身體承受復發性流產的危險時，他人的同情、關懷、同理和理解到底可以發揮什麼效用，但確實有一派饒富興味的小眾研究，正在導向某一種假設。

三十五年前有一份研究證實，復發性流產門診的「支持性護理」（supportive care，仍缺乏正式定義），可以降低再度流產的機率，這個結論後來受到其他研究的支持[44]。再過十年，有一份大型研究證實，「如果老是在懷孕十二週以前莫名其妙流產，只要前往提供支持性護理的專科門診就診，就會有絕佳的懷孕效果。」這裡所謂的「支持性護理」，是指懷孕十二週以前，每個禮拜都做超音波檢查。雖然證據顯示懷孕效果不錯，但研究人員坦承還不是很清楚背後的原因，況且如此密集的病人照護方式耗時又傷財[45]，絕非目前大多數復發性流產門診的能力範圍。

歐洲生殖醫學會（ESHRE）以及英國皇家婦產科學院（RCOG）[46]都認為，從病患的身體和心理雙管齊下，可能會有幫助。英國皇家婦產科學院寫給醫生的指導方針，提到當女性經常莫名其妙流產，「只要在早期妊娠門診接受支持性護理，就算沒有使用藥物治療，未來懷孕前景仍極佳。」英國早期妊娠門診協會（Association of Early Pregnancy Units）的指導方針，也要求醫療人員接受流產情感層面的訓練，培養具備哀傷輔導的能力。縱然有這些權威機構背書，「支持性護理」仍然定義不全和研究不足，至今無法建立統一的治療標準，我們也不太清楚它為什麼有效。

另外有一些研究建議給女性「紓壓練習錄音檔」，或者在她們上次流產的時間點，讓她們住院一段時間。最近荷蘭研究團體試圖確認女性真正的需求，找出復發性流產門診中最有意義的「支持性護理」[47]。結果發現，受訪者想要跟熟悉她們生產歷程的專科醫生共同制定照護計畫，我遇到過的女性都不喜歡回想自己流產的過程，除非問話的人富有同情心。此外，受訪者希望被認真看待，包括被傾聽和被同情。受訪者也希望自己清楚治療方針和結果，以及定期接受超音波檢查，以便掌握自己的懷孕狀態。其他許多研究也有所呼應，證實這些女性想要在流產後獲得專門的情感支持，尤其是歷經復發性流產的女性。

除非復發性流產門診開始追求這些理想，從研究和實踐雙管齊下，同時有足夠的資源（包括時間和金錢），提供女性及另一半情感支持，否則喪親家屬也只能自力救濟，互相取暖。事實上，我們每個人也可以盡一分心力，花時間傾聽女性的經歷，理解和反思復發性流產對她和另一半的意義，甚至用溫柔的態度轉移她的注意力。換句話說，就是做一個好朋友該做的事情。

學者黛博拉・戴維森（Deborah Davidson）和海倫娜・斯塔爾（Helena Stahls）兩人，都是曾經失去過小孩的母親。她們提到因自己的喪子之痛沒機會說出口，所以她們以誠摯的口吻呼籲提供「支持性護理」及「陪這些人走出傷痛」。她們從《紐約時報》暢銷書《哭泣的大象》（*When Elephants Weep*）中引用一段話，《哭泣的大象》作者傑佛瑞・莫斯耶夫・瑪森（Jeffrey Moussaieff Masson）和蘇珊・麥卡錫（Susan McCarthy）觀察大象的哀悼行為：「公園管理人說他遇到一群大象，其中有一隻母象帶著死了幾天的小象。每次她吃東西或喝東西的時候，都會把小象放在地上。她移動得很慢，但其他大象都會等她……大家願意這麼做，只因為深愛這個朋友，想要盡可能支持她。他們這位傷心欲絕的朋友，太深愛自己死去的孩子了。[48]」

我們尚不清楚這些「外行的」溫柔和關懷，能不能達到臨床所定義的「支持性護理」，而真正的「支持性護理」可以提高懷孕後活產的機率有多少。我也不清楚我在諮商室做的事情（帶著連貫性、好奇心、同情心、同理心、肯定和理解），有沒有可能幫助女性成功受孕和足月生產。我們心理健康和生理機制的關聯，至今讓醫生摸不著頭緒，但已經有越來越多人相信兩者有關聯。

流產可能令人崩潰和哀傷，更何況是反覆經歷危險的懷孕落空。這種揮之不去的哀傷情緒，再加上缺乏醫療支援和情感支持，更容易傷害心理健康，讓人感到孤單和絕望。人生「停擺」是很傷神的遭遇，但只要旁人多一點體諒，就可以讓痛苦減輕一點。

CHAPTER 5

漣漪

母親以外——
另一半、家人和其他

如果其他寶寶活下來了，
我還會在這裡嗎？

（我七歲的小兒子，2017）

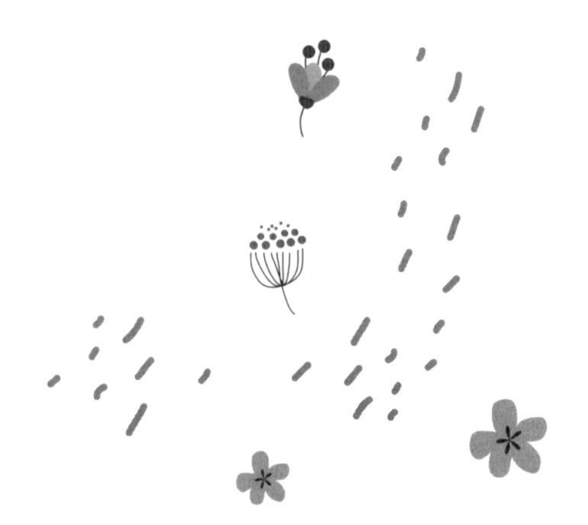

我們不僅容易誤判、誤解或迴避女性的流產經驗，還會忘記流產對其他更多人的影響。一個經歷懷孕的女性，身邊會有很多重要的人即將參與她全新的生命，包括她的父母親和姊妹，以及她的其他小孩。當然還會有一個人，近距離見證並參與其中，那就是女性的另一半，這個人也是即將當爸媽的人。當懷孕突然終止，對當事人以外的人來說，可能是雙重的心碎，一來不捨流產的女性，二來不捨死去的寶寶。這寶寶曾經是夢想的寄託，也曾經跟他們建立了感情。

懷孕和流產難免會影響身體，難怪同時經歷懷孕和流產的女性，會受到其他人的關愛，尤其是透過手術進行流產。流產發生在女性的體內，以致我們很容易忽略另一半的心聲，殊不知流產會造成全家人的喪慟。流產故事大多排除了另一半（例如：艾瑪和簡恩的案例，非異性戀的女性伴侶更是備受忽略），或者只是順帶一提，更慘的是用括號附加說明。

我們的文化普遍忽略流產對情感和心理的深遠影響，這也難怪只有少數研究專門探討男性另一半的感受。研究證實，男性也有同樣微妙和複雜的哀傷情緒，只是表達方式不一樣，以致於男性的哀傷情緒容易被誤判、被低估或完全忽略，有時候就連妻子也沒有發現。如果女性覺得另一半「不懂」自己的感受，還會在流產後刻意疏遠他。但其實男性是「懂得的」，只是有他們自己的方式，通常還有他們自己的步調。

我們難以理解男性對流產的反應，這是因為西方當代對於陽剛氣質和生育的看法把大家搞糊塗了。即使最近幾十年，父親的角色有一些轉變，變得更溫柔感性和「樂於參與」。但仍無法為男性創造一個展現脆弱的空間，更別說另一半流產的哀傷。男性仍然要服從文化的期待，以特別的方式（不可以太公開）感受並表達情感，還要承接文化指定的角色。

說到流產，男性既有的角色是支持和保護另一半，還有「採取行動」和「安排事情」。包括通知其他人壞消息，做一些實際的安排。如果女性站不穩，人很虛弱或不舒服，男性也可以在旁邊攙扶。他可能是主動想做這些事，也可能是迫於情勢，最後卻導致大家看不見他的痛苦，只因為他有在做事，大家就以為他「沒事」。

每次我從體內排出受孕體，大衛就必須喚醒他想都沒想過的情感儲備（emotional reserves）。我們生兒育女的夢想煙消雲散，我在那邊喊痛或大失血，看到螢幕上的孩子停止心跳，他急著想安慰我、鼓勵我、幫助我，很容易把自己的痛苦往肚子裡吞，研究證實很多男性都有類似的情況[1]。

有些女性流產了，並不會特別傷心。當然也有這樣的男性，對於另一半的懷孕沒有感情，當懷孕突然終止，並不會有妻子那麼強烈的感受。我面談過的男性另一半，老是說他們跟懷孕的妻子，還有跟正在長大的寶寶缺乏身體聯繫。尤其是在懷孕初期，亦即流產最可能發生的時期。畢竟他們還沒有機會在產檢時看到寶寶，或者在隆起的孕肚摸到胎動。有些人覺得寶寶太不具體了，完全感覺不到哀傷，還為此深懷罪惡感。

瓊恩・柯漢（Jon Cohen）是《設法忍受》（*Coming to Term*）一書的作者，這本書整理從古至今的流產研究，他坦承自己對於妻子的懷孕和流產無法感同身受。他和妻子經歷第四次流產時，他的情緒當然會動盪不安，這促使他不斷地做研究。他們第一個寶寶在懷孕第六週就流產了，他回想起妻子在寶寶原訂的預產期那天傷心欲絕：「我比任何人都清楚流產對夏儂的意義，但其他女性所處的位置比我更有利，她們比我更明白夏儂的失落感。流產對於女性是真真切切的經歷，無論男性有多麼投入，永遠都只是旁觀者。[2]」但柯漢坦言，就算男性只是「在旁邊看」，流產仍然是令人不忍卒睹的痛苦經驗。

我在諮商室跟很多男性聊過（一般而言，我的男性個案還是比女性少得多），但是聊到流產的機會很少。我在英國流產協會擔任電話關懷志工時，也很少接到男性的電話。那些來找我諮商的男性大多是妻子安排的，主要是跟妻子一起來，只有極少數是獨自前來。卡斯來見我，也是因為老婆露西的關係。我的個案露西（本書第二章的故事）鼓勵卡斯來見我，主動幫他約時間。我很少分開面談夫妻，但露西認為卡斯需要一個可以暢所欲言、不用擔心看到任何人的空間。卡斯的故事相當深入，實屬難得，我也相信每個人讀完都會有這種感覺。

我早就知道露西在擔心卡斯，她被拒於他的心門之外，不是很清楚實際狀況。但她知道卡斯絕非只是兩次流產的「旁觀者」，反之他壓抑了一些痛苦的感受。第一次流產是在家裡發生，卡斯陪在她身邊；第二個寶寶死亡時，也是卡斯陪她一起看超音波。但是這一次，卡斯反對手術，她卻堅持要動手術。過了幾個禮拜，卡斯開始有明顯的內心掙扎，她再也沒有感受到卡斯的陪伴。我答應為卡斯諮商前，已先確認他跟我見面不會有壓力。但我們初次聊天時，我明顯感受到他的複雜情緒，他說：「我很好，真的，露西想太多了。但試一次也無妨，搞不好會有幫助。」

卡斯和露西育有一子，叫做弗瑞迪，我聽露西說過，他們盡其所能的兼顧育兒和工作。卡斯很投入露西的第一次懷孕，包括參加產前護理課程和閱讀育兒書籍。他也在弗瑞迪出生時，一直在身邊支持露西，親手剪斷臍帶。後來還請了陪產假，也請了無薪假，盡量在弗瑞迪很小的時候，多花一點時間陪伴他。露西對第二胎的期待和計畫，卡斯也參與其中。

卡斯後來跟我說，當爸爸是他人生最重要的事情。他從小就想過，有一天會有自己的小孩，自己將會成為父親。男性去夢想這些事情，現在看起來輕鬆平常。但我們的社會可是花了很久時間，才能夠體會當爸爸對心理的重要意義。不僅對男性本身，對孩子也有意義。

長期以來，社會期待每一個女性都想要當媽媽，透過成為母親來完成女性角色，但其實鼓勵生育的文化並沒有放過男性。傳統社會對父親的期待，就是賺錢養家和執行紀律，而非偏向女性化的育兒層面，例如：餵食、安慰、打掃、煮飯、上下學接送。二十世紀中葉，這些期待開始改變了。到了一九八〇年代，大家逐漸體會到父親角色對心理的意義，加上有更多女性投入職場，醫院和大家庭從產後照顧退場，以致「父職參與」（Involved Fathering）的概念出現了。

我父親的人生就經歷過社會期待的轉變。我大姊出生於一九六七年，當時父親待在距離產房很遠的等候室。後來母親把大姊舉起來，貼著醫院的窗戶，父親總算可以從下面的走道，看一看自己的女兒。母親生產後有一個禮拜的復原期，醫院嚴格限制父親拜訪的時間。我妹妹出生於一九八八年，父親已經可以陪伴母親生產了，我還記得生產完他驚魂未定的神情，但他似乎很熱衷重溫換尿布和餵奶的技巧。大約在同一個時期，我正值十七歲，「爸爸與寶寶」海報大受歡迎，讓我驚呆了。我很多朋友都貼在臥房的牆上，發行商是Athena Posters。海報上有一個穿著無袖上衣，滿身肌肉的男模特兒，溫柔注視著懷中的寶寶。這種陽剛氣質和傳統「母性」舉止的交會，令我和無數人著迷不已，在全球大賣五百多萬張。

現在高達百分之九十八的英國同居夫妻，丈夫會參與寶寶的分娩過程。十年來，承擔寶寶主要照顧工作的男性暴增十倍，達到七萬多人[3]，雖然為數不多，但仍是很大的進步。美國在家帶小孩的男性，自從一九八九年以來增加快一倍，大約達到兩百萬人，其中只有百分之二十一是為了照顧家人（其餘都是待業中、生病或身障），儘管如此仍是一九八九年的四倍，一九八九年時只有百分之五[4]。

不過，我們正處於混亂時期。一方面，大家開始接受「父職參與」的理想，另一方面，我們的文化和制度並沒有與時俱進，及時消除一些根深柢固的性別化育兒角色。如果男性真的承擔傳統女性的育兒角色，有可能被當成怪胎，或者套句我朋友的話，「敢這麼做還真有勇氣」。一些研究指出，無論父親有多麼投入，社會仍會認為父親只是母親的「從屬」或「幫手」[5]，其中一個矛盾反映在英國男性的親職假上。最近英國議會委員會剛呼籲改革，因為有研究指出，大多數父親發現職場並不支持他們請假照顧孩子，但這分明就是他們的權利[6]。

我發現卡斯也有這種不安的情緒。雖然他努力「參與」父親和準父親的角色，但依然覺得自己準爸爸的身分，並無法在法律上主張完整的權利，也覺得自己的痛苦比不上露西。這就是為什麼他不會主動來找我諮商，以及為什麼我們初次面談時，他的心情會如此矛盾。男性身體出現問題時，本來就不太會主動尋求專業協助，更別說是面臨心理問題[7]。男性可能會低估自己情感的脆弱，以為一切都在掌握之中[8]。近年來社會運動開始關注這個潛在有害的趨勢，於是有人將每年十一月定為「鬍子月」[9]，在這個月，英國男性會留起小鬍子，喚起大家對男性健康議題的意識，包括攝護腺癌和睪丸癌，以及心理健康問題和自殺，讓男性習慣尋求專業協助。二〇一八年初，自從英國哈利王子公開談論他在母親死後有多麼哀傷和痛苦，終於掀起大家對於男性隱忍文化的討論。

英國主要的喪慟慈善機構 National Director of Cruse，也認為男性不太願意尋求協助。每四個聯絡他們的人，只有一個是男性，而且大部分都是為了索取資訊，而非尋求一對一的情感關懷。即便是尋求情感關懷，大多是透過電子郵件或打電話。如果參加關懷團體，通常有他們認識的男士在場。以流產來說，似乎也有相同的情況，例如：倫敦流產協會的面對面關懷團體，偶爾會看到男性來參加，一律都是跟老婆一起出席。然而，這不代表男性不想要關懷，只是有可能想要跟女性不一樣的方式。

我和卡斯第一次見面，他先解釋為什麼露西希望他來，這是男性談起流產經驗最常見的開場白。露西擔心他沒有睡好，他比以前更容易發脾氣，壓力似乎也很大。露西還感覺到，卡斯的身心與她和兒子弗瑞迪越來越疏遠，因為忙著工作和半馬訓練，不在家的時間越來越長。他們也不是毫無互動、雙方沒有感情，但性生活就是完全陷入停擺。我鼓勵卡斯用自己的話，訴說最近幾個月的考驗對他有什麼影響。他花了一點時間醞釀才開始暢所欲言：「我真希望自己沒那麼天真，我們懷弗瑞迪的時候一帆風順，我完全沒想過第二次會出錯。露西都還沒有發現月經來遲，我就猜到她懷孕了，因為她看起來不太一樣。我趁下班的時候買驗孕棒回家，我是第一個看到驗孕結果的人。很快的，我們就開始聊起第二個寶寶。如果是女孩，我們會禁止她穿粉紅色的衣服嗎？弗瑞迪該怎麼跟手足相處？我們該怎麼調整？」

我聽卡斯聊到自己的計畫、夢想和想像，即使他和寶寶缺乏肉體的聯繫，我仍強烈感受到他心中活靈活現的寶寶，以及他和無緣寶寶之間深厚的情感。這種爸爸跟心中小孩的感情，絕對不是現在才有的。英國知名日記作者塞繆爾・皮普斯（Samuel Pepys），在他膾炙人口的一六六〇年日記，新年第一天就寫到他和妻子痛失寶寶。他老婆的月經已有七個禮拜沒來了，可是懷孕的希望在新年前夕粉碎了，「因為她的月經又來了」。我們並無法確定皮普斯和妻子是經歷早期流產，還是月經延遲，但他因為生子夢碎而失望透頂（他也確實終生無子），值得記錄下來。

就在皮普斯之後，過了三百五十年，有一位絕對會在歷史留名的男性，也寫到他痛失三個原本可能出生的孩子。臉書（Facebook）創辦人馬克・祖克柏（Mark Zuckerberg），二〇一五年在自己的臉書宣布妻子懷孕，同時提到前三次痛苦的流產經歷。他不像皮普斯刻意隱藏自己的想法和觀察，反而把這份感受公諸於世：「當你知道小孩要出生，你會充滿希望，你會開始想像孩子長大，想像孩子的未來，你會開始計畫。不料孩子卻流掉了，真的是太傷心了。」

學術界和醫界花了很久時間，才明白女性跟未出世孩子之間可能有著強烈的感情。男性伴侶對未出世孩子的感情，想必要更久之後才會獲得世人的重視。一九七〇年代中期，英國知名兒科醫生修恩・裘利（Hugh Jolly），另外還有史丹佛・

伯恩（Stanford Bourne）和艾曼紐・路易斯（Emanuel Lewis），都是很有影響力的倡導者。裘利呼籲多支持和多關懷死產婦女，他還在著作中談到另一半、祖父母和家屬不為人知的哀傷。

裘利有一篇論文[10]擔憂醫院對死產家屬的「惡劣」對待，寶寶分娩後隨即被院方帶走，不讓父母跟寶寶相處，並且未徵求父母同意就逕自處理寶寶，或者處理過程有失尊重。雖然他這篇義正嚴詞的論文主要探討死產（這在當時意指懷孕二十八週以上的寶寶[11]），但他沒有省略流產的經驗，在論文的最後寫下結語：「即使算寶寶很小就過世了，不一定就表示沒有哀悼的需求。」他也擔心經歷喪子的父母親，膝下還有其他在世的孩子，這些孩子會哀痛死去的手足，父母哀傷的情緒也會影響對他們的照顧。

一九八〇年代中期，大約在裘利論文發表的十年後，大家不僅研究懷孕女性和未出世孩子的關係，也會探討「父親和胎兒的感情」（paternal-fetal bonding）。雖然這些研究的方法和結果並不一致[12]，但其中一些研究顯示，男性跟子宮內寶寶的感情不亞於老婆。這個研究流派認為，準爸爸的心理和情感在另一半懷孕期間做了很多準備和調整。從卡斯談論露西懷孕的方式可以看出，他每次得知驗孕結果，都會有這樣的準備和調整。

卡斯透過幫露西購買驗孕棒、緊張的看著驗孕結果，搶先知道他們懷上了夢寐以求的寶寶。這項簡單的科技幫助不少男性建立跟新生命的關係。最近有一些手機App問世，讓準爸爸更有意識的探索老婆子宮的神祕世界。我倒覺得對於男性在懷孕的定位，這些App傳達兩種互相矛盾的訊息：一方面歡迎男性的參與，另一方面又讓他保持「舒適」距離，說一些充滿性別刻板印象的玩笑，提供用戶零碎的資訊，讓準爸爸寬慰和安心。

whosyourdaddyapp[13]便是一例，只要花一小杯啤酒的錢，就可以買到「九個月」的心安，提供準爸爸日曆（例如：「這禮拜該來研究嬰兒推車了！」）和每日小祕訣（例如：倒數一百三十六天，「別忘了不斷稱讚你老婆有多美」）。這款App也會以男性能夠理解的方式，傳達寶寶目前的生長情況，例如：受孕時只有小獨角獸的大小（連帶附上期望的體重），接近足月時，大約是「不求人抓癢棒」的大小。有的比喻成魚餌、《星際大戰》的人物尤達大師、鐵鎚或啤酒瓶。

很多男性可能需要這些幫助，跟妻子懷孕的世界產生連結，所以這些App很熱門。但是這種訊息「充滿了刻板印象」，反而不會給卡斯帶來期待的親密連結，當然也不會提到流產的可能性和處置方式。

卡斯的外在和內在並無法像露西一樣，跟第二次懷孕產生緊密的羈絆。但每次露西描述自己的症狀（以及她身體顯著的變化），他都感同身受，想起他們的寶寶正在長大。「露西剛懷孕的那幾個禮拜，我看得好心疼，她整個人都不舒服，無精打采的，但還是要照常工作和照顧弗瑞迪。我除了多幫忙，弄些奇怪的食物給她吃，根本沒辦法讓她舒服一點。」卡斯無法在超音波看到小寶寶具體的形象，也無法從肚皮感受到胎動，但他對寶寶的想像早已在內心滋長。

卡斯盡其所能去同理露西的身體症狀，但就在露西懷孕第六週，露西擔心寶寶有危險，卡斯卻不以為意。最後竟真的流產，這件事讓卡斯過意不去：「真希望我把露西的話聽進去了。那一天早晨，她起床就覺得不對勁，我卻要她放寬心，甚至還勸她不要打電話給醫院，畢竟還沒有明顯的症狀。但我後來一直在想，如果我趁情況還沒有那麼糟時，就直接帶她去醫院，結果會不會不一樣。」露西跟助產士通過電話後，暫時安心了，她跟卡斯如常地過日子。但無論卡斯有多麼想放寬心，仍會不時擔心露西和他們的寶寶。

那一天晚上，露西把弗瑞迪哄睡，她和卡斯害怕的大出血發生了。卡斯說他使出渾身解數，偽裝出堅強的樣子，趕快幫忙露西：「我永遠忘不了，露西給我看血跡時，露出一臉恐懼的神情。我也很害怕，但我不想讓她看見，我知道我必須趕快把問題解決。可是我打電話請露西妹妹來家裡幫忙，還有叫車去醫院時，我的手抖個不停，差點什麼事情都做不了。」

卡斯跟露西在急診室枯等的時候，他仍然在壓抑自己的恐懼。「我們必須坐在拉起門簾的狹小空間裡，急診室有很多比我們更緊急的病患。我連張椅子都沒得坐，乾脆跟露西坐在病床上，說一些愚蠢的笑話，試圖轉移她的注意力。我真不敢相信要等那麼久。當我想到我們的寶寶正在垂死邊緣，露西又那麼害怕，就覺得這一切好殘忍。我老是說我要去找張椅子，其實我是去煩護理師，看醫生可不可以快點來。」

對於露西和他們未出世的孩子來說，卡斯是在流產時和流產後扮演「支持者和保護者」的角色。這可能也是基於調度上的需要，通常流產會疼痛和失血，讓女性動彈不得，只能夠仰賴別人的幫忙。醫院顯然沒有足夠的資源，來提供流產婦女快速且合適的照顧。尤其是在急診室，卡斯沒有椅子可以坐，他和露西經過漫長的等待才看到醫生，但這些還不是我聽過最慘的例子。

有一份英國現代初期流產研究[14]，描述到妻子流產時，助產士和有經驗的鄰居全員出動，清一色都是女性。丈夫在百般焦急之下，仍會盡其所能看看自己可以幫什麼忙。我們並沒有證據可以證明，這些丈夫對未出世的孩子有多麼深的感情（有沒有保護孩子的動機）。但是從作者引述的信件內容可以看出，丈夫會向他人尋求醫療協助，甚至自己充實醫療知識，這些行為就相當於現代丈夫帶老婆去掛急診。

古代藥劑師留存至今的筆記，提到丈夫為了妻子的生育病症來求醫，包括「早產」後的大出血，這對於準爸爸來說絕對是可怕的消息，更別說親眼看見；況且丈夫通常有識字能力，要負責宣布早產的壞消息。一六三一年身為英國貴族和政治人物的威廉・馬沙姆公爵（Sir William Masham），寫了一封感人的信給岳母，告知她期盼已久的孫子夭折了：「……讓妳知道我妻子的身體有點不適，她懷的孩子流產了。我們哀痛欲絕，這是好久沒有經歷過的傷痛，我祈求上帝聖化我們的患難。[15]」

我排出受孕體的時候，大衛一直在旁邊支持我和保護我；他就跟卡斯一樣，負責叫計程車和安排托育，確保我安全抵達這些年來來去去的那一家醫院。醫院人手短缺，他經常要站出來幫忙，例如：我大出血的時候，陪我去廁所；用盤子接住我的嘔吐物；點滴快滴完的時候，幫我呼叫護理師。他也是跟親朋好友公布壞消息的人，直接承受大家對我的憐憫。這些對他來說絕對都是難熬的時刻，很少人問過我或他的感受。但我有機會問一問卡斯，了解他在那些時刻有什麼感受。

卡斯提到他們在急診室的病床枯等時，根本沒有人在乎露西是個擔心又傷心的準媽媽，更不會有人在乎他是個擔心又傷心的準爸爸：「最後醫生來了，幫露西做檢查，竟然是叫我們做最壞的打算。我努力忍住不哭，可是我也很想要寶寶。醫生跟露西說話很親切，可是她一眼都沒有看我。直到最後要送我們回家，交給我下次的門診預約單和止痛藥時才看了我一眼。真希望她可以對露西說聲：『我好遺憾』，還有對我也說同樣的話。」

無數的慌亂時刻都讓卡斯感到無助，包括在醫院急診室的漫長等待，還有返家後的那段時期。他無力緩解露西身體的疼痛，也無力阻止悲劇發生，何況他自己也在為期待已久的家庭新成員哀傷，這些都帶給他難以撫平的挫敗感。「真希望有人告訴我們，流產是多麼痛苦的一件事。我除了幫她搓背和倒水，什麼事都幫不上忙。我看著她像受困的小動物在臥房走來走去，心真的好痛。我不知道該怎麼辦，我看不到幸福的結局，根本沒有什麼東西可以鼓勵露西。」

卡斯的無力感加深了他的罪惡感，他怪自己在露西感覺不對勁的時候，沒有把她的話聽進去，也沒有把握機會跟露西看一看他的小寶寶：「露西知道寶寶要排出來了，我扶她去浴室，攙扶她坐在馬桶上。但我實在太害怕了，根本不敢看她雙手從馬桶水舀起來的東西。露西一直為沖掉我們的寶寶感到罪惡，但我也沒有阻止她，真希望我阻止了她。我們沒有可以埋葬的東西，至今仍感到懊悔。」

我知道露西也深感罪惡和自責。這對夫妻的情緒夾雜著悲傷、渴望、焦慮、嫉妒和憤怒，只不過卡斯感受到這些情緒的時間點跟露西不同、表達出來的方式也不同。他談到自己重返工作崗位的那一天，有一位同事興奮的秀出新生兒照片，令他覺得難受。他也討厭推著弗瑞迪的嬰兒車，這輛嬰兒車本來預計要換掉。有好幾個禮拜，他都堅持不使用這輛嬰兒車。

有少數研究探討男性對妻子流產的反應，讓我們明白卡斯的反應其實滿正常的。男性確實會有跟妻子極為類似的感受[16]，但通常他們有不同的表達方式，有的情緒可能比妻子更晚出現。畢竟剛發生流產的時候，男性必須為了妻子佯裝堅強。喪慟研究把這些不同的哀傷模式一分為二，男性走的是「實用路線」（instrumental style），女性走的是「直覺路線」（intuitive style）[17]。性別會影響我們的哀悼行為，但絕對不是決定性因素，我很確定有例外的存在，有人會像我一樣，同時兼具兩種哀傷模式。

一般女性是「直覺式」的哀傷者，懂得尋求抒發情緒的管道，包括哭泣或聊天，也比較容易跟親朋好友求救、參加關懷團體跟陌生人求救，或者主動找心理治療師接受專業協助。露西當然是屬於這一種，她主動找上我，一邊諮商一邊哭，也會跟媽媽、姊妹和一些「懂得」的朋友聊天。雖然大多數時候，她都覺得別人不理解她的失落感（以及她的哀傷），但至少她符合文化所期待的哀傷腳本：大女孩可以哭，但大男孩不行。

有些人認為，表達哀傷一向是女性的專利。學者蓋爾・霍爾斯特・瓦爾哈夫（Gail Holst-Warhaft）指出，在古希臘部分地區，女性專屬的儀式以及公開表達哀傷（以哀歌釋放並傳達悲痛），反而成為城邦國家的問題。她認為女性對死亡的哀傷和憤怒太過強烈，有可能讓男性不敢從軍，畢竟軍隊的崇高目標就是為城邦而獻身，最終可能會破壞和平[18]。愛爾蘭和蘇格蘭的「哭喪文化」，其實是會在腦海縈繞不已的哀歌，只限女性表演，大約在一九五〇年代逐漸沒落（但仍然找得到錄音[19]）。更明顯的是一九六〇年代至一九七〇年代第一波喪慟學術研究，主要都是探討女性喪夫的經驗。女性的哀傷大概是我們最熟悉的，有時候還會被視為「歇斯底里」。

我們倒是不太熟悉男性慣有的「實用式」哀傷，像卡斯就屬於這一種哀傷模式，一來男性習慣在獨處的時間和空間抒發心情，二來學術研究和其他文獻不太會描述男性的哀傷。有一位哀傷輔導人員任職於繁忙的倫敦醫院，她說經常看到男性走出孩子逝世的病房痛哭，刻意避開妻子和大多數醫療人員的視線。實用式哀傷者抒發情緒的時候，通常會「找事情來做」，而非放聲大哭或找人聊一聊。卡斯提到他有多麼講究「實用性」：「我們第一次流產後，過沒幾天我就報名了妊娠終止團體所舉辦的慈善半程馬拉松。半馬的培訓帶給我安慰，讓混亂的生活有了一些規律。我睡不著的時候，就會閱讀有關流產的資料，我實在好想搞清楚流產的原因，雖然再怎麼看好像都沒用。」

學者羅賓・海德里博士（Dr Robin Hadley）專門研究男性的生育經驗。他跟我一樣深信，男性之所以習慣「實用式」哀傷，社會制約要負起很大的責任。他跟我說：「女性經過社會制約，比男性更容易表達情緒，進而找到現成或全新的關懷管道。反之我們對陽剛特質的看法很狹隘，雖然時代在變，但男性從小到大仍必須克制情感，不可以哭泣，或者要透過『行動』來消除脆弱的感受。久而久之，男性學會跟情感世界切割，越是脆弱，越是要理智思考。」我們都在諮商室看過這種「男性現象」：「每次問男性有什麼感受，他通常會回答：『我認為怎樣怎樣。』[20]」

心理學家科莉迪亞・法恩（Cordelia Fine）的暢銷書《性別的錯覺》（*Delusions of Gender*），對於社會制約也有類似的看法。她整理過去的性別化行為（gendered behaviours）研究認為，這主要受到社會、文化和個人的影響，一旦我們被視為「男性」或「女性」，就要接受傳統性別的形塑。這種事情我看多了，像我兒子小時候留長髮，每次我跟別人說他是男孩，人們就會刻意拉開距離，放低音量。我還記得有一次，有個人甚至轉移話題，說什麼我兒子長大「還是會」愛足球的。

至於英國藝術家佛茲・佛斯特（Foz Foster），我覺得他既是「實用式」也是「直覺式」的哀傷者。他跟卡斯一樣跑馬拉松，為英國流產協會的募款馬拉松而跑，但也能夠發揮創意，公開表達自己的哀傷。二〇一五年他把自己經歷老婆三次流產的經驗，同時整理其他男性的流產故事，畫成二點二公尺的卷軸畫作〈痛苦不會強辯〉（Pain Will Not Have the Last Word），展示在我倫敦住處附近的坎登影像畫廊（Camden Image Gallery）牆上。這幅色彩生動、時而帶點童稚畫風的作品，畫出佛斯特想跟三個無緣孩子共享的逝去時光，打破了男性不會傷痛的刻板印象。畫中有跳跳球、娃娃和米奇，以及「看拔拔」的文字，還有三個暗粉紅色的寶寶人形，上面寫著一段感人的話：「我的寶寶死了……你們為什麼不說聲再見就走了呢？」

我曾經在與不孕、流產和無子相關的公開活動中，聽到佛斯特聊起這幅畫。他的作品富有政治意義，他也把自己的作品當成一個平臺，跟全英國訴說男性的故事。他談到老婆第一次流產時，他完全沒有心理準備，整個人震驚和無助，他形容這是錐心之痛。親朋好友總是會問到他老婆，但就是忽略他：「寶寶明明是兩個人一起生的，卻好像只有一個人經歷流產。」我聽到他描述這幅畫的創作過程，深信他和失去的寶寶之間絕對有深厚的感情：「這幅畫讓我有機會跟流產的寶寶一起玩，帶他們去逛市集、去公園玩、送他們聖誕禮物。」他後來告訴我，這幅畫也生動記錄了他和其他人逝去的孩子。

我跟海德里和佛斯特聊過之後，終於發現男性之所以偏向「實用式」哀傷，其實還有另一個原因。因為男性談到自身微妙的生育經驗時，通常沒有什麼故事可以引述。我們仍有漫漫的長路要走，才能夠達到夫妻平分育兒責任，還有重視男性生育體驗的情感層面，包括在受孕前、懷孕期、分娩後和流產發生時。

我們描述男性生育經驗的模板，以為男性從青春期到死亡一直都有「生育能力」（但其實有大約一半的不孕是男性造成的[21]）。對於生小孩通常只貢獻一點心力，男性經歷不孕和流產時，情緒也沒有女性那麼脆弱[22]。我很少聽到男性會「迫切想要孩子」，但我知道男性也會這樣。海德里博士說：「英國醫學院有專攻『產科和婦科』的科別，卻沒有針對男性的『男科』，真是值得玩味。我們也不知道有多少男性膝下無子，畢竟官方只記載媽媽的生育紀錄。」

男性難以表達自己想要當爸爸的渴望（和失落），也難以跟同病相憐的男性討論流產。一份英國研究論文指出類似的問題，引述受訪者這段話：「如果我跟朋友討論這種話題，我朋友只會笑……所以最好不要。[23]」這是二十年前的論文，我不是很確定現在還會不會得到這種反應，但現在的男性仍害怕被誤解，不跟親朋好友傾訴，有些人則偏好『比較安全』的男性喪慟網路關懷團體。[24]」

至於那些想要說出來，也說得出來的男性，例如：佛斯特和祖克柏，將是一股重要的改革力量：當男性允許其他男性展現脆弱，這比女性包容男性的脆弱更有效果。祖克柏在臉書上直白的貼文，讓流產故事在網路、報紙、雜誌和電視媒體大爆發，當時這則貼文還獲得一百七十萬個讚。他和老婆的故事不僅提升大家對流產的認識，他的男性聲音也具有重要的意義。

卡斯找不到抒發內心感受的管道，露西懷孕前，他說不出迫切想要孩子的心情。第一次流產後，他不願意再嘗試懷孕的恐懼，卻依舊說不出口。他害怕如果沒有很快受孕，或者沒有受孕，自己會再度心碎，再度承受失望的重擊。可是露西很想要再懷孕，他不想讓露西失望。

當卡斯知道露西再度懷孕，他除了盡量平衡自己的期待和恐懼，還要關懷露西的情緒波動。「我等待驗孕結果的心情，已經跟以前不同了。我們再也不會那麼天真或無知，我再也不認為懷孕就一定生得出小孩。」

卡斯跟露西一樣，對於要不要跟寶寶建立感情，開始有所遲疑。但等到懷孕第九週（這是他們第二個寶寶流產的時間點），越來越逼近第十二週產檢，他又開始相信自己會當爸爸了。「這一次我更注重露西的健康和幸福，把工作放一邊，只想盡量待在她身邊，以免重蹈覆轍。有幾次我覺得反胃，我們還開玩笑說，連我也有懷孕症狀了。」

我懷疑卡斯的反胃症狀，單純只是壓力和焦慮所致，但仍有極少數的男性會有類似懷孕的生理和心理症狀。英國人類學家愛德華・伯奈特・泰勒（Edward Burnett Tylor）首度在一八六五年，發現男性對懷孕和分娩的生理反應，稱之為「擬娩症候群」（Couvade Syndrome），源自法文"Couver"這個字，有孵化的意思。泰勒在他居住的南美洲和西印度群島觀察到，一些準爸爸有其明顯的行為，例如：遠離工作和社交生活。小孩分娩時，這些準爸爸會彷彿很痛似的大吼大叫，甚至會在小孩出生後，讓新生兒跟自己一起睡。泰勒總結這些文化的父子關係比其他地方更深。

醫界和學術圈不僅長期忽視男性不孕症，以及男性關於懷孕和流產的經驗，對於現代「擬娩症候群」或準爸爸的「感性妊娠」（sympathetic pregnancy）也缺乏持續關注。所以我們並不清楚發生的原因，有哪些人特別容易發生，有哪些可能的原因[25]。現在極少的研究中，對於「擬娩症候群」或「感性妊娠」有不同的定義，難以統一。有的研究認為發生率高，有的認為發生率低，各自認定的原因也大相逕庭。

我們也不清楚，這些男性在經歷流產後會有什麼反應，但倒是有一個令人費解的共通點，男性似乎都是在妊娠第一期和第三期發生「擬娩症候群」[26]，甚至被大眾貶抑為可愛甚至可笑的現象。例如：二〇一二年英國小報嘲笑會早晨反胃、無精打采、頭痛、胃灼熱、熱潮紅和肚子隆起的男性是「懦夫」[27]。但是我出現這些痛苦的症狀時，也沒有人這樣說過我。

隨著懷孕進入「安全」的妊娠第二期，超音波產檢讓這對夫妻更加確信，一切都會順利的，卡斯反胃和焦慮的症狀跟著緩解了。超音波產檢直到一九八〇年代才成為懷孕保健的一部分，超音波最早是在一九三〇年代出現，一九四〇年代臨床開始用來檢查腦室，後來在第二次世界大戰期間協助外科醫生在黑暗中動手術。一九五〇年代和一九六〇年代才導入英國格拉斯哥醫院的產科，在懷疑寶寶有異常的情況下使用。但孕婦本人不得觀看，因為這只是單純的醫療檢查。

如今超音波檢查兼具醫療和社會意義，這可是父母親、手足或祖父母首度跟家庭新成員見面的時刻。這些照片經常會放在家庭紀錄，或者放在社群網站分享。準爸媽也可以自付高額的費用，取得更精密的掃描圖片。有一家公司提供類似的服務，取了一個吸引人的名字，叫做「子宮的窗」（Window to the Womb）。在全英國設有三十家分店，提供「4G」掃描影像，胎齡十六週以上還可以提供「錄影」。換句話說，本來只是觀察寶寶的3D影像，現在還另外加入「時間」第四個維度。

所有研究都強調，超音波影像會強化男性對未出世孩子的感情。如果寶寶不幸死亡，哀傷的程度也會提高。超音波掃描也成了驗孕、網站和App之外，另一個讓我們探索神祕子宮的方式。現在我們有很多經驗都是來自視覺，似乎比以前更強調眼見為憑。

有一位研究者訪談十八位英國男士，指出「視覺經驗……是他們認識女性身體內部的窗口或路徑，『正因為看得見』，更加『證明了』寶寶的存在[28]。」但有研究指出，超音波檢查也可能讓男性覺得自己被排擠，畢竟這種體驗仍把重心放在孕婦身上，反而會忽略還有另一個人也很關心檢查結果、跟這個結果有所關聯[29]。

卡斯請假陪露西去做產檢，但沒有特別跟同事交代請假原因。「我考慮了很久，想要預定我們最愛的餐廳，這樣產檢完可以一起吃午餐，把它當成值得慶祝的一天，但是又擔心樂極生悲；露西也這麼覺得。我們既期待又害怕受傷害，但我不想讓露西知道我在緊張。」

卡斯還記得他是鼓起多大勇氣，才敢看超音波螢幕上第三個寶寶：「檢驗師開始看螢幕的時候，我緊張到不敢呼吸。她過了很久才開口說話，跟我們說孩子沒心跳了，我一句話也說不出來，嚇到啞口無言。」我永遠忘不了二十年前的一篇論文寫到，一位男性受訪者的類似經歷：「我們做完超音波聽到最壞的結果，當場整個人無法動彈。30」

第一次流產後才過沒幾個月，不料又面臨第二次流產，卡斯壓抑自己震驚的情緒，盡量安慰露西。這當然是他想做的事情，但他卻覺得自己像個隱形人，甚至開始責怪自己。「檢驗師關掉螢幕就走了，她似乎忘了我也是寶寶的父親，我根本不記得她有好好看著我。在我最黑暗的時刻，我曾經想過，該不會是我原本不想再懷孕的心情，不知怎麼的傳達給了寶寶，讓寶寶知道自己的誕生並沒有被祝福。」他後來跟我說，他怎麼幫露西穿好衣服，還有阻止露西去打開螢幕。

檢驗師回來後，把露西和卡斯帶到外面的候診室，說醫生馬上就過來解釋：「我發現我又開始期待醫生快點出現。露西不發一語，靠在我的手臂啜泣，候診室滿滿都是陌生人。醫生主要來跟露西討論下一步，我當然知道是她的身體在面臨危險，但失去的是我們的寶寶。我也很討厭醫生在討論下一步時，說了『處置』這個字，這個字對我一點意義也沒有。」

他們決定動手術拿出寶寶後，卡斯還要做大部分老公要做的事情，把壞消息通知家人和好朋友。「我很害怕打這種電話，當你說出口了，一切就會變得很真實，我必須鼓起很大的勇氣。大家都在關心露西和手術，我當然可以理解，只有一個人問起了我，但也沒有讓我把話說完。一切只因為我表現得很堅強，可是並不代表我真的是這樣。」

卡斯的經理善解人意，批准他一個禮拜的喪假。依照英國的法律，不管是在哪個妊娠階段流產，他都沒有權利請陪產假或其他法律福利。有的人可能覺得一個禮拜的喪假很大方，也有人覺得不公平。但是不管怎麼樣，卡斯早就準備好休完假就返回工作崗位。「我當時正在執行大專案，想要趕快回去工作。工作讓我保持忙碌，就跟跑步一樣對我有幫助。」讓自己有事情忙，以免露西感受到他的悲傷。「露西已經夠悲傷，更重要的是她的身體需要復原，如果我讓她擔心的話就太超過了。無論我有多麼擔心她手術失利、我對這個世界有多麼憤怒，我都不可以說出口，我不想增加她的悲傷。」

卡斯正如我諮商過的許多男性，擔心自己的感受會讓另一半更受傷。英國流產協會有關流產和子宮外孕的研究，總共調查了一百六十位的另一半（主要為男性），近半數（百分之四十六）表示他們會隱藏自己的情緒，不讓懷孕後流產的另一半知道，以免妻子更難過，或者避免「說錯話」。另外，有百分之二十二的人會避免談論自己的失落感或痛苦[31]。依照我的經驗，丈夫的擔憂很少會應驗。如果另一半願意分享自己的體驗，女性反而會諒解和感謝，並且從中獲得力量。這份研究還發現男性其實想要抒發自己的情緒。既然男性無法跟另一半聊起，我們就應該幫助他們找到其他管道。

社會運動一直提倡在醫院等地，提供流產婦女更多的情感關懷，最近也開始延伸到另一半身上。如果男性是典型的「實用式」哀傷，可能跟女性「直覺式」哀傷的表達方式不同。我知道卡斯在諮商室暢所欲言，對他其實是有好處的。他也提到幾次很療癒的對話，例如：一邊跑步一邊跟朋友聊天。另外，就是露西還在床上復原時，他會跟協助照顧弗瑞迪的人聊天。由此可見，一邊做事情一邊聊天，似乎比較適合卡斯。

這對夫妻各自以不同的方式療傷止痛，我後來透過諮商才明白，不知不覺的他們彼此之間形成了一個無濟於事的溝通與回饋循環。卡斯避免跟露西分享自己的感受，也不敢直接詢問露西的狀況，於是露西把他的沉默寡言當成漠不關心。兩人漸行漸遠，露西覺得自己被孤立，內心憤恨不已，卡斯也很孤單。女性經常在網路上砲火全開，抱怨另一半缺乏理解或同情，但是網路論壇負責人跟我說，其他女性網友通常會緩頰說，這可能是因為男性和女性面對哀傷的方式不同[32]。

最後露西和卡斯總算可以體諒彼此的看法和感受，撫平他們之間的裂痕。簡單來說，他們坦白說出各自的心路歷程。露西終於明白，卡斯表面上漠不關心，其實是因為恐懼和心碎。卡斯也終於知道，露西比較希望他說出自己的脆弱，就算會增加她的負擔也沒關係。如果卡斯把自己的感受說出來，並不會像他擔心的那樣壓垮露西，反而會紓解她的痛苦。卡斯和露西終於能夠互相理解，真的是很寶貴的事情。

二〇一〇年一份美國研究發現[33]，比起活產，夫妻關係在流產後或死產後，格外容易受到影響。如果露西和卡斯的關係本來就不穩定，或者沒有好好處理雙方的問題，或者沒有尋求外來的協助（不一定是接受心理治療），流產會讓關係更加緊繃，甚至到無法挽回的地步。阿巴米・阿德巴約（Ayobami Adebayo）在小說《請你別走》（*Stay With Me*）一開始，探討到生育失敗對女性和另一半造成的壓力。描述奈及利亞一段生不出孩子搖搖欲墜的婚姻，更何況在奈及利亞，女性和另一半要承受比西方更大的育兒壓力。書中主角葉伊德（Yejide）的丈夫阿肯（Akin）回憶：「我結婚之前，以為只要有愛，就可以完成任何事。但我很快就明白，結婚四年還生不出孩子的壓力有多麼難以承受。如果這麼大的壓力持續太久，就連愛也會變質和出現裂痕，逼近破裂，甚至完全破裂。」

本書第三章探討晚期流產，引述了艾瑪和簡恩的故事，我提到研究論文嚴重忽略女同性戀的流產經驗，以及異性戀霸權如何宰制我們主流制度和文化對生育的看法。我跟有流產經驗的女同性戀另一半聊過後，其中很多人提到，正當愛人的身體忙著面對流產，她們期許也強迫自己「堅強起來」，並且「提供支持」，另一方面還要面對異性戀男性所不用面對的社會偏見。

「父親」的角色確實在改變，再加上陽剛氣質的定義不是很確定，連帶也會影響父親的角色，但「父親」的定義至少還是比女同性戀伴侶的「另一個媽媽」更清楚明白。這個媽媽跟寶寶缺乏遺傳連結，她的哀傷容易被社會低估，甚至還會一直被問，「妳『真的』是他（她）的媽媽嗎？」我面談過的女同性戀伴侶，都曾經因為這個錯誤的想法（不管有沒有言明），備受親友忽略。還好女性比較會抒發感受和提供情感關懷，讓女同性戀伴侶可以互相扶持。

從艾瑪和簡恩的流產故事可以看出，女同性戀伴侶嘗試懷孕的過程本身就很複雜，流產前也不會有什麼「幸運機遇」。為了成功懷孕，勢必會有一段累人、耗時、高度緊張和燒錢的過程，但如果接受生育輔助治療還是流產，就得要經歷異性戀伴侶那種失落的痛苦。

我們同樣要花時間找出流產對女性的意義，這樣才知道可以如何和應該如何滿足她們的需求，對於流產婦女的另一半也要比照辦理。即使懷孕的過程不在他們身上發生，但他們跟寶寶的關係不一定比較淺，哀傷程度也不會較輕。我們千萬不要以為，不得已的自選「配角」就很容易處理和搞定。即使另一半沒有極為悲痛的樣子，他／她也只是沒有像一般女性那麼明顯地把哀傷表達出來，但只要用心觀察別的層面，很容易看得出來的。

露西和卡斯從彼此身上獲得的力量，才是他們療傷止痛的關鍵，但露西也從她母親的關懷獲得養分。當不成母親，就去跟自己的母親求救，這是女性常有的反應[34]。我跟露西面談才知道，她發生流產意外後，她母親也相當痛苦。當然承受最大痛苦的人，絕對是失去孩子的父母親，但殊不知流產也可能影響其他家庭成員，而且是我們想像不到的影響。

露西的母親在過程中歷經了兩種痛苦：一是見證自己的女兒沉浸在難以撫平的深層哀傷，二是她自身對兩個無緣孫子的哀傷。此外，她跟露西一樣也會擔心卡斯和弗瑞迪。雖然弗瑞迪只有兩歲，但他可以感受父母親的不安和失魂落魄，他也可能明白「寶寶」一詞的意思，卻沒有看到任何小寶寶出現。露西的媽媽還有另一種失落感，她在露西小時候也流產過，但從來沒有拿出來與人討論過。我很清楚，每當有流產發生，通常也是讓別人吐露流產故事的契機。

露西的母親就如同三十年前懷孕的女性，不太會跟親朋好友提起流產的事情，也不會跟丈夫以外的人傾訴哀傷情緒。她那個年代所承受的「噤聲」壓力更嚴重，露西根本不知道自己有無緣的手足。然而，露西的母親見證女兒的流產，在旁邊給予女兒支持，因而喚起她過去失落的記憶。露西這才知道有一個逝去的家庭成員，就跟她自己流產的寶寶一樣，從來沒有獲得應得的定位。

露西一直都不知道，原來在她長大的過程中，母親有很多年都記著那個無緣手足的流產日和預產期。露西的妹妹是在流產後一年出生的，她也不知道這件事。近年來，社會運動開始喚起流產意識，露西的母親會特地買花擺在廚房的桌上，紀念她沒有實現的預產期，但她只跟露西的父親說明買花的原因。露西告訴我，她很感謝媽媽的坦白，也感謝其他女性的坦白，因為這種共同的哀傷反而能夠支持她。她發誓要聽媽媽多說一點流產的經歷，不希望這個話題再度消失。

我出生之後，我媽也流產過。我的流產勢必會觸及她自己失落的記憶。她對於我的流產百感交集，集結了對我、對大衛、對無緣孫子的痛苦。我每一次流產都令她傷心。其中，我第一次懷孕她參與最深，因為我打從懷孕一開始就經常跑醫院，令人提心吊膽。雖然她當過祖母，但還是很期待我和大衛的第一個孩子，何況還是雙胞胎，這是她從未有過的經驗。

雙胞胎寶寶還在我體內生長的時候，她就開始想像家族多了兩個孫子的生活。我會跟她分享每一次例行產檢的消息，還有肚子快速隆起的新體驗。她剛好有個鄰居養育過早產的三胞胎，於是她從那裡收集到一些小孩的衣服（後來她藏起來了），她想到會有兩個寶寶同時誕生就覺得很驚奇。我還記得她很想嘗試民俗流傳的胎兒性別測試，把我的頭髮穿過她的婚戒，透過戒指的旋轉方式來占卜雙胞胎的性別。她跟我們一樣也會想寶寶的名字，煩惱育兒、嬰兒車和睡眠不足。

當我開始寫這本書，終於打破十五年來的沉默，首度問她怎麼看待瑪蒂達和佛羅倫斯的出生。我知道我一開始分娩，大衛就打電話給我媽，她也一直打電話給醫院，持續關注我生產兩個死胎的必然過程。她說：「我記得我聽說有一個寶寶出生了，但妳不想再生第二個寶寶。那真的很痛苦，我根本不忍心去想妳經歷了什麼。我抵達醫院時，兩個寶寶都出生了，我想看一看她們，但我也知道要徵求妳的同意。我記得我很傷腦筋，到底要稱呼她們是『妳的』寶寶，或是直接稱呼寶寶就好了，我不確定妳聽到哪一個會比較難過。我本來想說不要傷妳的心，決定省略『妳的』，但我後來很慶幸有說『妳的』寶寶。」

我對於那次分娩毫無參與感，也清楚表明不想看我寶寶的迷你身軀，怪不得我媽會如此遲疑。但後來我們聊到，我知道她很確定這兩個寶寶在這個家的定位，即使她們暫時看起來好像不是「我的孩子」，但永遠都是「她的孫子」。她踏進我們去不了的地方，為我們創造和保存了寶寶的回憶，記錄她們在我體外的肉體存在。等到我和大衛準備好接納這一切，再把這些交給我們來品味。她也為其他人保存了這份回憶，像我最近多問她一點關於孩子的事情，我的父親也受到我的感染，開始好奇他沒參與的那段歷程。

我媽當時很想給兩個寶寶取名字。「我知道那個時候，她們還沒有名字，況且我們都被最後一次產檢給騙了，以為雙胞胎是一男一女。我直覺就是要為她們取名字，讓她們帶著名字上天堂，於是我就在心中想好名字。她們永遠會是我人生的一部分。」雖然我母親衷心這麼想，但從來沒有人跟她說過：「很遺憾妳失去兩個孫子」，沒有人認為她痛失了兩個親人。

我媽提起她擅自為我們的寶寶取名，我聽了有點火大：她根本無權賦予她們這種身分符號。她相信有天堂的存在，但是我不信。我的怒火來得快，去得也快。我開始感謝她在如此震驚和不安的時刻，主動做了這些事情，這完全證明她把兩個寶寶當成自己的孫子，還有她私底下跟她們建立的感情。她選擇的名字，以及寶寶神似我們的臉龐，都讓這兩個寶寶成為家族的一分子。她說瑪蒂達長得像大衛，佛羅倫斯長得像我。

從這本書前幾章的故事可以看出，「命名」通常在出生前幾個月完成，也可能跟家人和回憶有關，例如：克萊兒和威爾在確認懷孕後，隨即以威爾的祖母為寶寶命名；卡斯和露西在前往醫院接受決定性的產檢時，也一起討論過可能的名字；艾瑪和簡恩也曾經花一個晚上玩「拼名字遊戲」。雖然大家在網路上悼念流產寶寶，通常會說「逝去的天使」，仍有無數人不管胎齡的長短，堅持題上取好的名字。名字是在這個世界建立認同和尊嚴的強力手段，也是延續家庭傳統的必要手段。如果「死去的寶寶」身分不明，尤其是流產的寶寶，命名對於失去寶寶的父母親會格外重要。只是對我媽來說，這還關乎寶寶在天堂的身分。

說到為死去寶寶命名的心理意義，我在做研究的過程中，巧遇一份感人的個案研究[35]，談到死去寶寶的手足對晚期流產的經驗，這是我在其他文獻中從未讀過的觀點。父母親和祖父母經歷流產的哀傷時，對這個孩子人生的想像也跟著逝去，這份研究發現手足會持續感受到缺席者的存在，甚至會負責「保存」其他家人所無法承載的記憶（像我媽媽為我做的）。

澳洲女性南西（Nancy）在雙胞胎中存活下來，她妹妹小到「可以放得進巧克力盒」，一出生就被移除了，南西在出生後七十多年才跟研究者傾吐這件事。南西的妹妹體型太小，早在南西還沒出生前，就在子宮死亡了，沒有人知道何時死掉的。一九三七年時，女嬰死亡通常會埋在無名塚，南西成長的過程中，只知道自己有個雙胞胎妹妹死了。除此之外沒有更多資訊，她不存在於家庭故事裡。大家直接依照習俗，罔顧南西的意願，把她妹妹排除在家庭故事之外。

無論是南西的父母、大家庭或社區，都沒有保留她雙胞胎妹妹的回憶，但她的心顯然沒有忘記過。她有好幾次比其他人更強烈感受到雙胞胎妹妹的缺席，例如：她三十幾歲環遊世界，去各地拜訪親戚朋友的時候。我猜她當時應該很想要有一個人生夥伴，可以跟她一起分享冒險經歷，讓她感受到自己被保護和被理解。

我身為研究者、理論家和臨床人員，現在終於明白跟死去的愛人保持連結是很正常的，也是療傷止痛必經的過程。南西便是一例，就算是從未謀面的手足，也可能懷抱這樣的感情。按理南西自從待在媽媽肚子裡就認識妹妹了，但我們還不確定這種記憶會不會留存，或者是如何保留下來的。

南西和她兩個兄弟曾經花了好幾年尋找，仍找不到妹妹的埋葬地點。後來過了幾十年，經過家族世交的協助，總算如願找到了。她說這好像「中樂透」的感覺，可見找到她妹妹的墓塚是件多麼有意義的事情。朋友建議她為妹妹取個名字，她為了紀念奶奶，挑選「凱薩琳」（Catherine）這個名字，正如她的名字南西是為了紀念外婆。

南西為妹妹設立墓碑，題上凱薩琳的全名，還有她的生日和忌日，在南西七十三歲生日的那一天（當然也是凱薩琳的生日），請牧師來墓園進行祈福會。南西信奉聖公會，在南西哀悼凱薩琳的過程中，祈福會扮演很重要的角色，就跟葬禮一樣有安慰的效果。她心酸的說：「凱薩琳的死終於獲得承認，我可以安心了。」

另一份大規模研究[36]指出，手足會希望自己的「幽靈」兄弟姊妹獲得承認。這份研究總共訪問四十九位成人，他們都有從未謀面的手足死亡，大部分是在一歲前死亡，也有一些是流產。四十九位受訪者中，有高達三分之二的人，對於經歷類似喪慟的家屬都建議要敞開心胸，透過照片或其他方式來緬懷死去的孩子。超過半數受訪者會為死去的手足感到悲傷和哀傷，例如：想到自己如果有這個兄弟姊妹，人生會有多麼不一樣。

心理學家朵洛西・羅維（Dorothy Rowe）的暢銷書《我最親愛的敵人，我危險的朋友》（*My Dearest Enemy, My Dangerous Friend*），主要談到手足關係。讓我們明白刻意隱瞞家人的死亡其實會造成影響，只是我們不去注意而已，像流產寶寶的死通常不會張揚。她提到，雖然孩子不知道自己曾經有手足或無緣的手足，不表示就不會受到影響。此外，「父母親如何詮釋那段死亡，死因是生病、意外、流產或墮胎，對孩子的影響也很大……他會去想像，曾經有一個像自己但又不是自己的人。[37]」

我知道我兩個兒子偶爾會想起已逝的手足，主動向我問起，因為我堅持把無緣的孩子納入我們的家族故事，讓我在世的孩子明白，我的母愛不是只給了他們。當他們越長越大，就會懂得我為什麼老是擔心他們的安危，還有感恩他們還好好的活著，這都是因為那些流產所留下的陰影。這兩個兒子都是在流產後出生的，在他們前面都有已逝的手足，所以他們常常開玩笑，如果我們的人生沒有這麼乖舛，他們還會活在人世間嗎？流產可能喚起一些令人難以想像、讓人心裡不太舒服的假設性問題。

對我來說，流產後的漣漪可能比我們想像的還要大，甚至到難以面對的地步。流產的影響會隨著親疏遠近而不同，但無論如何這些都值得我們深思。這一章只有提到孕婦的另一半、母親和其他在世的孩子，但其實還有更多關係人，例如：孕婦的手足或好朋友。這些人都可能會為期盼已久的寶寶哀傷，還要一邊心疼寶寶的母親，煩惱該如何在一旁提供支持。

CHAPTER 6

努力緬懷，被迫遺忘

面對、慢慢走出來——葬禮、追思、社會運動

選擇記憶我們的過去，絕對不是一個容易的選項，畢竟各種細微和不太細微的壓力，都在迫使我們遺忘。對失去寶寶的父母親來說，做出記憶的承諾，顯然是一個光榮的道德決定。

（Linda Layne, Motherhood Lost, 2002）

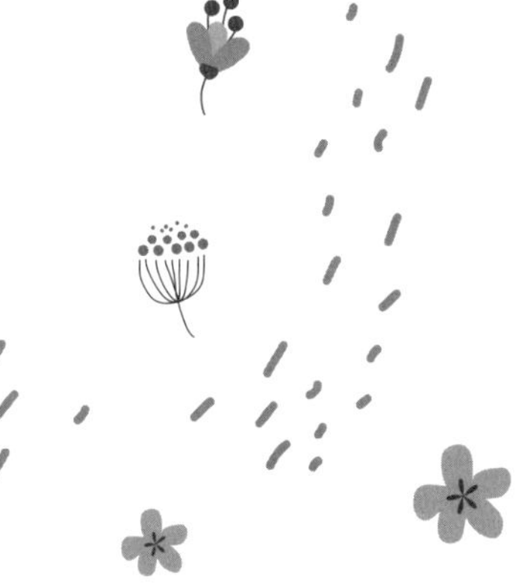

記不記得流產，通常沒有什麼選擇可言。對懷孕的婦女來說，流產的記憶免不了會不自主的留在心裡。她們身體所經歷的創傷，可能會在未來幾個月或幾年間反覆重播。大多數女性都會記住寶寶有生命危險的那一天，以及那個確切的時間點，還有自己當時穿的衣服和正在做的事情。她們還會記得出血、血栓和疼痛，以及別人對她們說過的話和做過的事，但這些可能只是更大規模複雜記憶的一部分。事實上，她們主要記憶的是永遠見不到面的寶寶、曾經捧在手掌心上的寶寶、曾經抱在臂彎裡的寶寶。這個寶寶隱含對未來生活的夢想、期待和想像，這是一段難以量化，只能深藏在自己心裡的記憶。

但是我們的文化並不鼓勵緬懷流產。當大家都在否認和藐視父母親跟流產寶寶珍貴的關係（尤其是還沒有成形的寶寶），就算有心讓這段記憶長保如新，我們自己也會感到難為情，覺得沒有這個必要。我們最後會不會承認「心中的孩子」，甚至努力緬懷他，一切取決於我們是否承認所愛的人存在過。緬懷的抉擇迫使我們去思考何謂為人父母、何謂寶寶、流產後有沒有經歷分娩的過程，我們內心到底怎麼想，死亡究竟有沒有發生。

緬懷流產的寶寶還有另一個令人不舒服的面向：我們不喜歡去想怎麼處理遺體，尤其是流產寶寶的遺體。除非寶寶是在晚期流產，已有明顯的身形，否則父母親想要為不成形的、甚至沒有留下遺體的寶寶辦喪禮，外人可能會覺得困惑和奇怪。早期流產大多是在家裡發生的，就像我說過的故事，都是直接在馬桶裡沖掉[1]。二〇一七年記者海德里・傅利曼（Hadley Freeman）在《衛報》寫到她的流產經歷，就曾探討這種文化隱憂。她接受「手術處置」之前，護理師特別詢問「它」是要火化，還是要交給醫院「處理」，「當海德里把這些細節說出來，大家都嚇壞了[2]。」

我們不會好奇流產後的葬禮和儀式，以及其他創造回憶的方式，我們也不知道這些其實很普遍，所以我想在這一章跟大家介紹，一來做為本書的結尾，二來呼應本書的第一章。我在第一章想要表達的是，就算跟寶寶的關係只存在於夢想中，或者在肚子裡短暫片刻，但是這段關係仍令人印象深刻。我們選擇如何紀念流產的寶寶，以及承諾保存這段記憶，都可以看出我們跟寶寶是什麼關係、這段關係有多麼強烈，還有我們對寶寶的愛。當然這沒有必然的關聯性，不是每一對父母親都覺得有必要表明不想遺忘的意願。

父母親難以緬懷流產，不只是受到文化阻礙。英國自古以來堪憂的醫事行為，導致不計其數的父母親沒機會選擇對流產寶寶最適合的處置方式；還好現在情勢開始轉變了。海德里・傅利曼寫那篇報導的時候，剛好是政府修改指導方針後，醫院開始推行新措施的時刻。現在制度面終於有清楚的規定，要求醫院盡量給父母親機會去緬懷失去的寶寶，而非要求他們遺忘。

我面談過的女性大多想要緬懷流產的寶寶，也有這樣的心理需求。她們最大的恐懼，其實是遺忘她們的寶寶。第一章提過的個案克萊兒，就有這種強烈的渴望。即使她失去的寶寶只在她心中成形，而非在子宮長成的血肉之軀，但她可是經過數個月嘗試，以及反覆的夢碎和心碎，好不容易才懷了這個孩子。不料懷孕第九週時，在家裡的浴室流產，她和另一半威爾把寶寶取名為梅姬（Maggie）。雖然無法確認性別，但她相信是一個女孩。

我和克萊兒初次見面時，已經是她流產後過了幾個月。我們聊一聊她哀傷過程中揮之不去的複雜情緒。那一天，她的心無法走出身體所經歷的痛苦，也無法放下期待已久的育兒夢想破滅。她的悲傷、孤單和絕望令她痛苦不已，更何況又是她獨自承擔。於是我委婉建議她，不妨舉辦儀式來紀念她寶貝女兒曾經存在過。

我們通常不會等到那麼久以後，再來紀念所愛的人死亡，但克萊兒和威爾沒有既定的文化宗教儀式可遵循，怪不得需要我的提點。在我們的生命中，充滿了我們想都沒想過的儀式。我喜歡存在主義心理學家塔楊娜・施奈爾（Tatjana Schnell）對儀式的定義：「一種形式化的行動模式，為個人切身相關的事件建構意義[3]。」儀式有可能是我們每天上班走的路線、每年聖誕節都要做的布丁食譜，或者我再熟悉不過的，有的個案每個禮拜都要來諮商室找我做心理治療。儀式也會在我們跟混亂和「未知」交戰時，提供我們一種井然有序的感覺；尤其是在偶發性或復發性流產之後，可能面臨的無止盡絕望。

我們都知道有一些公認的集體儀式，用來標誌和紀念重要的生命轉換階段，例如：出生、結婚和死亡。有人出生時，我們會登報發布喜訊，贈送花和禮物到醫院，以割禮、洗禮或命名來慶祝，我們甚至會趁寶寶出生前辦一下產前派對。有生命結束時，我們也會發布訃聞，安排火葬、土葬和追思會，還有守夜和守喪

（Shiva）。產前派對是最近才有的，但葬禮儀式是古代就有的儀式。我們發現將近五萬年前尼安德塔人的埋葬地點，除了埋葬死去的愛人（假設是），還會用工具、裝飾貝殼和食物一起來陪葬[4]。然而，這些有關懷孕或出生的儀式，以及有關死亡的儀式，卻在流產的情境中發生衝突，至今仍未有確定的做法。流產並沒有完成人生重要的轉換階段，因此在令人費解和不安的狀態中不斷擺盪。

我是心理治療師，很清楚死亡儀式有多麼重要，我也知道長期追思死者可以幫助我們療傷止痛。這些儀式肯定我們跟已逝愛人的感情，讓我們盡情抒發想要透過緬懷來延續這段關係的心情，也標誌「今生」與「來生」的生命重要轉換階段[5]。但克萊兒和威爾所面對的，正是喪慟文學所稱的「模糊性失落」（ambiguous loss），難以進行任何的緬懷儀式，尤其是讓親朋好友一起參與。

模糊性失落的定義是，「外在原因所造成的創傷性失落，獨一無二，不明確，還會影響人際關係。[6]」流產絕對會滿足其中一項特徵，甚至四項全中。每一次流產都有各自的發生背景，我們很少知道流產的原因。流產當然會造成創傷，尤其是需要動手術或者大失血。我個案的故事顯示，流產「對人際關係的影響」可能很深遠。我們說到「模糊性失落」，通常也意指身心分裂；從肉體層面來看，梅姬在克萊兒的故事裡缺席，但是從心理層面來說，梅姬無所不在。另一方面，模糊性失落也可能是身體在場，但心理缺席。比方，當你所愛的人罹患失智症或成癮症，家屬可能在哀傷時感到孤單和被誤解。

幾年前，克萊兒的阿姨死於癌症，這種死亡就比較明確，克萊兒大概知道下一步該做什麼。這也是經過家人承認的死亡，對於遺體的處理有明確的方式。大家很快就達成共識，決定辦一場追思會，讓親朋好友回想她人生六十載的故事，互相交流分享。梅姬的死亡並沒有顯而易見的處理步驟，也沒有人生故事可以回想。梅姬只是對於克萊兒和威爾而言極其熟悉、有可能出生在這個世上的寶寶，卻勾不起其他人的興趣。

即使克萊兒和威爾有宗教信仰，想要為未出世的孩子找到公認的喪葬儀式，仍然不是容易的事情。凡是宗教，幾乎都有針對成人的死亡，制定一套明確的喪葬程序。但是對於寶寶的死亡卻是付之闕如，更別說是流產的寶寶。嚴格來說，伊斯蘭教不祝禱六歲以下的小孩，猶太教不守喪存活不到三十天的寶寶，天主教教會一向不允許未受洗的寶寶上天堂[7]。不過我聽說有些教士不一定會恪守教規。最近一份研究[8]指出，美國天主教越來越重視流產的追思儀式，有些社群會採用天主教的儀式和符號，包括客製化的教會追思服務。英國流產協會網站也會引導訪客去其他網路資源，認識更多的喪葬儀式，包括猶太教的祝禱和儀式、伊斯蘭教的祝禱和儀式[9]。

現在醫院的教士通常會協助經歷流產的父母親，例如：在醫院舉辦追思服務或葬禮，或者提供情感關懷。我有一個朋友透露，在諾福克（Norfolk）郊區的一個小村莊，當地牧師每年會針對所有經歷流產的父母親提供服務。雖然有這些同情和協助，部分基督徒仍感到憂心，因為基督教教會太強調家庭生活，對於喪子或不孕、或者選擇不生小孩的人而言，都會感覺格格不入。

Saltwater and Honey 是很熱門的線上關懷網站和部落格平臺，專門協助基督徒以及非基督徒走出流產、不孕和無子的哀傷。Saltwater and Honey 共同創辦人立錡・羅里（Lizzie Lowrie），於二〇一七年十一月發出一封文情並茂的信〈致教會〉[10]，她坦言全球的基督徒「之所以脫離教會，甚至脫離信仰，是因為他們覺得自己的哀傷、單身和無子並不被教會接納。」她還在另一個網頁詳細說明「失落的禮拜儀式」，可以讓教士、牧師或神職人員帶領服事，也可以讓喪子的父母單獨沉思。

克萊兒和威爾不想依賴傳統宗教，但我覺得隨著文化開始包容各種生命轉換事件的紀念活動，至少有對克萊兒的想法造成正面影響。英國人對死亡的反應本來很「含蓄」，但是黛安娜王妃死亡的悲劇堪稱重要的轉捩點。曾經有幾個禮拜的時間，全國民眾自發性的表達激動的哀悼，再加上其他文化變遷的推波助瀾，從此以後，這個國家不只會舉辦儀式悼念死亡，學校舞會也成為英國高中的傳統，我有許多個案還會辦派對慶祝離婚。前衛的猶太教教士戴波拉・布林（Deborah Brin）也寫到她為家暴、強暴、亂倫[11]和流產而做的療癒儀式。

克萊兒絞盡腦汁，想看看可以為梅姬做些什麼：「如果我們能夠保存下來的只有夢，我會覺得很奇怪。我唯一可以證明她存在過的東西，就是那四支驗孕棒，還有我懷孕那幾個禮拜寫的日記。我原本希望在未來有一天，把懷孕日記當成禮物送給她，讓她知道她有多麼被疼愛。」克萊兒直覺的認為，這些具體的物品可以在儀式上拿出來，我也鼓勵她這麼做。所謂「連結物」（linking object）可能在哀傷過程發揮重要功能，尤其是我們跟死去寶寶的關係極為薄弱的時候。

以前大家會認為，若繼續使用這些物品或者保存下來，反而會讓哀悼的過程拖泥帶水[12]。但現在關於喪親之痛的研究倒認為，這種具體的連結有助於療傷止痛，而非在傷口上撒鹽。只不過我們對於流產仍有錯誤認知，例如：親朋好友可能會出於善意，把家裡任何有準寶寶痕跡的東西都清除乾淨。艾瑪和簡恩的故事便是一例，朋友趁她們出院返家前，把她們女兒所有的物品都清掉了，造成了無心之痛。至於我，對流產的反應又不一樣，我當時還無法面對寶寶，只好把他們的東西都藏起來。

有一次諮商，克萊兒帶來了手工縫製的小棉袋，她顯然對這個做法感到不安，所以試探性的問我：「我連續好幾個禮拜隨身攜帶它，聽起來滿瘋狂的，但是可以讓我心安。」袋子裡，放著她其中一支驗孕棒，這是她懷梅姬的證明，雖然有點褪色；另外還有一封信，那是她流產後幾週寫給梅姬的信。當時她還唸給我聽，她描述知道自己懷孕的喜悅，還有滿懷期待的告訴她的父母親，以及梅姬這個名字是怎麼挑選的。她強調就算很少人知道梅姬的存在，梅姬仍會永遠被記得。

克萊兒完全依照自己的本能，針對梅姬不為人知的一生，蒐集一些具體物品，做成這個「信物袋」，可見近年來喪親家屬逐漸接納緬懷的行為。一些小型慈善機構也開始籌備和寄發「紀念盒」或「信物盒」，送給在網路上聯繫他們的喪親家屬，也會提供給英國負責照顧流產婦女的醫療單位，現在也有早期妊娠門診會製作紀念小物[13]。SiMBA（Simpson's Memory Box Appeal）準備三種尺寸的紀念盒給醫院和喪親家屬，在官方網站說明如下：「如果逝世的寶寶胎齡超過二十四週，建議使用大型紀念盒；胎齡十四至二十四週建議使用中型紀念盒；胎齡十四週以下建議使用小型紀念盒。[14]」

胎齡十四週以下，建議使用最小的紀念盒，可以想見早期流產難以創造和蒐集回憶，畢竟父母親跟寶寶沒什麼時間相處。紀念盒附有幾件貼心小物，包括手織的小泰迪熊、蝴蝶和毯子；兩個蝴蝶吊飾；一個「木星」裝飾；一張萬用卡，讓家屬寫下回憶；一張「出生證明書」，可以記錄寶寶出生的時間和名字。蝴蝶似乎是流產社群紀念儀式的熱門圖案，象徵美麗、脆弱和短暫飛逝，充分表現了流產的失落。

如果是比較晚期的流產，會用更大的中型盒，父母親比較有機會蒐集關於寶寶身軀的回憶，也比較有時間跟寶寶相處。中型盒附有相本，內含數位記憶卡；手印和腳印工具組，內含黏土和無墨痕環保轉印紙；寶寶的沐浴用品和毯子。另外，中型盒也提供寶寶和家長兩件「親密膚觸毯」，在最後的道別時使用。基本上，中型盒強調在短暫的相處時光，盡量蒐集回憶和連結物。醫療人員跟我說，就連胎齡十三週的寶寶也可以製作腳印。

紀念盒不一定適合每個人，每一段流產經驗都處於不同的妊娠階段，醫療人員應該試著支持喪親家屬所做的任何決定，同時也允許家屬改變心意。我流產的時候，產房還沒有針對晚期流產提供紀念盒的服務，就算當時有，我也會拒絕使用，當時的我很多事情都不想做。有一位喪親家屬兼作家克蕾兒（Clare），她從推特知道我正在寫這本書，於是主動聯絡我，大方分享她失去寶寶黛莉拉（Delilah）的經驗。她沉浸於哀傷的過程，也經常被人誤解，有苦說不出，還要忍受別人的疏離。她在蘇格蘭醫院拿到紀念盒時，心情相當矛盾。

對克蕾兒來說，這個小容器低估了她所遭受的創傷，不可能充分展現她的痛苦，以及她在肚子裡孕育黛莉拉的回憶。她跟我說，這種「該不該保留些什麼」的物質性，令她相當困擾，況且她也不會選粉紅色。她寫了一首很美的詩，名叫〈包裝好的禮物〉15，節錄一段如下：

鮮嫩新生的粉紅
皺著我的額頭
用愛的吸繩把她拉回來
我容納我自己，我也承載了她
孕育了她，何需
如此令人困惑的四方形容器。

克蕾兒說她在家附近的野外，私底下為黛莉拉做了喪葬儀式，而且她跟很多人一樣，持續透過寫作來緬懷黛莉拉，並且閱讀這些文字來記得黛莉拉。

從我的個案克萊兒自己做的信物袋，我們可以看出小生命梅姬雖然缺乏實體性，但不表示梅姬無權享有緬懷的儀式。很多夫妻都會想辦法緬懷試管嬰兒療程的胚胎，但我還是要重申，不是每個人都能理解這種緬懷的渴望和需要。我打電話給英國專門管制生育療程的機構英國人類受精及胚胎學管理局（HFEA），深入了解我聽說過的紀念方式，例如：埋葬沒用到的多餘胚胎、針對未在子宮著床的受精卵舉辦燭光晚會。我跟他們公關部門發言人聊天時，提到一則我讀過的報導。有一對澳洲夫婦製作全世界第一副「紀念珠寶」，集結了二〇一四年起他們做試管嬰兒療程以來，累積的至少十五個多餘胚胎[16]。很可惜發言人聽完只是笑了笑——他隨即向我道歉——但他顯然未能理解。

我是除了威爾之外，唯一看過克萊兒「信物袋」內容物的人。我甚至跟這對夫妻一起討論過，他們私底下可以辦個紀念儀式。克萊兒曾經跟一、兩個好朋友聊過這個打算，但大家聽完就陷入一片沉默，她充分感受到好朋友的吃驚。一般人本來就難以理解父母親跟未出世小孩的感情，如果再聽到要舉辦紀念儀式，可能會無言以對。克萊兒回想起這些令人不悅的回應：「我當下就明白了，我不會邀請任何人來。」

線上流產社群、個人部落格和流產慈善組織，都可以提供克萊兒一些靈感。他們建議的流產紀念儀式，通常會強調這段短暫的親子關係，以及隨之飛逝的未來，例如：釋放泡泡和氣球，隨即不見蹤影；點燃蠟燭和燈籠，看它慢慢熄滅；這些儀式也會納入大自然的力量，把蝴蝶的意象加進來。有一位貼心的朋友，在我第三次流產後，送給我一盆會開花的盆栽，這洋溢著轉變的希望，也有一種換季的感受。她當時很有智慧，不請自來到我家把盆栽交給我，跟我說：「這可以幫助妳想起寶寶，我不會久留，但我想要聽聽妳的近況。」

雖然我們的文化忽略流產寶寶的紀念儀式，但還好在網路上可以找到不少建議。我看到這種資訊交流往往很感動，沒有葬儀社和禮拜堂，也沒有親朋好友簡短的「慰問」。這些發自內心的貼文，絲毫沒有模稜兩可、隨便猜測或含糊其詞，他們始終記得已經失去的、重視發生過的一切，以及保存這些重要的回憶。

克萊兒做了很多功課，進而獲得不少支持力量。她流產後三個月，跟威爾到他們最愛的威爾斯海岸旅行，升起一把小火，燒掉克萊兒寫給梅姬的信，讓微風吹走灰燼，她頓時「放下」了只有少數人確知的「死亡」。威爾送給克萊兒一條鑲有純金M形墜飾的項鍊，這讓我想起猶太教教士戴波拉・布林所描述的動人儀式；她為流產舉行的儀式：「剎那即永恆，在短暫的時間裡濃縮所有值得紀念的一切，區隔出發生前和發生後。[17]」後來有人問起克萊兒「M」有什麼意涵，她時而說真話，時而撒謊，時而胡亂編個答案，一切端視對方是不是真心理解和好奇。

自從克萊兒和威爾在海灘舉辦儀式，誓言會永遠記得梅姬之後，很快就結束了諮商療程。本書另一個故事的主角露西和卡斯，他們在創造回憶時，倒是有不同的體驗和機會。他們第一次流產是在家裡發生，露西就如同克萊兒，很後悔把自己的寶寶沖走，但當下實在太恐懼、太震驚、太慌亂。這對夫妻很確定自己想要緬懷寶寶，但他們就跟克萊兒一樣，以為「不適合」特地舉辦一個正式的儀式，覺得這樣很奇怪。等到露西經歷第二次流產，她選擇接受手術「處置」，她看到醫院對待死去寶寶的態度，終於明白自己想要紀念寶寶的心意並沒有什麼奇怪的。那裡的專員有別於一般的醫生、朋友和同事，反而鼓勵他們建立跟寶寶的回憶，而非選擇遺忘。

露西接受手術前，有一位專員特別花時間跟她說明，可以怎麼處理從體內取出來的寶寶，而且她不用急著做決定，醫院至少會代為保管幾個月。正如同我的個案克萊兒，許多喪親家屬都需要時間好好想一想，什麼做法最符合自己的期望。醫療人員依照新的指導方針，表明醫院會安排和支付火葬或土葬，這兩個儀式可以個別進行，或跟其他流產寶寶一起舉辦。其實這份指導方針也開放「慎重焚化」（'sensitive' incineration）這個選項，只是很少被提起。「慎重焚化」顧名思義，就是跟其他醫療廢棄物分開處理。

不過，「慎重焚化」這個新選項尚未在英國普及，全英國的醫院對於這份指導方針仍未有共識，初步研究發現尚有改進的空間；包括實際的執行面，以及如何跟喪親家屬說明[18]。露西和卡斯很幸運，他們的醫院提供各式各樣的選項，否則有些醫院只有集體火葬或土葬。此外，醫院也告知露西和卡斯，如果想要自己找葬儀社，或者自行埋葬（但要依法埋葬在合適的地點），也可以把寶寶帶回家。露西和卡斯很「幸運」，在他們面臨痛苦的抉擇時，醫事行為已經有大幅改善，不然以前醫院處置流產寶寶的遺體，真的很不光彩。

醫院一向掌握對流產寶寶的處置權，如果是早期流產，醫院會直接把寶寶帶走，跟著其他醫療廢棄物一起處理，藉此傳達醫院的「所有權」；如果是晚期流產，醫院會把寶寶安置在無名塚，完全不跟喪親家屬討論。從制度來看，這些糟糕的處置方式無非在傳達一個訊息：這種寶寶應該被遺忘。我在第三章晚期流產的篇章談過，這種態度會去限制媽媽和另一半，不讓他們在流產後看一看或抱一抱寶寶。醫院把「遺忘」視為療傷止痛的最佳手段，讓夫妻有心情再懷一個孩子。

現代醫院不會以如此缺乏人性的方式，未徵求父母親的同意便任意處置曾經被深愛過的孩子，但其實這種行為在英國歷史早有先例。十八世紀的倫敦，專業解剖學和病理學逐漸確立和發展，這兩種專家需要更多研究對象，於是為了求知，經常搶劫窮人家的墳墓。這些「遺體綁匪」引發公憤，一八三二年英國通過解剖法（Anatomy Act），正是要化解科學和社會情感的衝突，僅開放無人認屍的遺體進行科學研究，但這些還是窮人的遺體。

在兩百年後，英國再度發揮公憤的力量，改革流產寶寶的處置方式。新的指導方針之所以會出爐，正是因為記者挖出醜聞，以及喪親家屬進行社會抗爭的結果，讓父母親可以選擇跟已逝的愛子進行莊嚴的道別儀式，無論流產的寶寶有多小。有人認為，現在會從「醫院所有權」轉向「父母選擇權」，都要歸功於一九八九年深具影響力的波金霍爾報告（Polkinghorne Report），從此以後改變大家對胚胎和「胚胎物質」研究的想法。值得注意的是，這份報告指出：「鑑於胚胎有可能長大成人，所以應該尊重胚胎，賦予其大致等同於活人的地位。[19]」

這份報告刊登之後，英國國民保健署頒布新的指導方針，強調流產後處理胚胎時，應該「慎重」並「表示尊重」。具體來說，是指盡可能詢問父母親的意願，是想要選擇火葬還是土葬，而非直接跟一般醫療廢棄物焚化。不過醫事行為改變得很慢，一九九九年有幾家醫院名譽受損，驚爆「器官竊取」醜聞。當時有孩童的器官未經父母親的同意，或者在父母不知情下被擅自摘取，後來甚至爆出流產或死產的寶寶遭到醫院私自扣留和保存。

這些全國性的醜聞，以及後續的調查和報告，催生了二〇〇四年通過的人體組織法案（Human Tissue Act）。這個法律架構專門處理跟全身捐贈，以及人體器官組織摘取、保存和使用的問題，當然也包括流產時從子宮流失的物質。懷孕二十四週以內的殘餘受孕體（包括胚胎組織），依照法律規定屬於女性身體的一部分。雖然在法案頒布的時候[2021]，新的指導方針已經要求「慎重處理」流產的寶寶。但經過記者十年來的調查，二〇一四年還是爆出醫院經常藐視法律，未經父母親的同意，直接把「胎兒殘餘物」跟其他醫療廢棄物一起焚化[22]。有的醫院甚至靠焚化廢棄物來發電，這個消息太令人震驚，我當時根本不忍看這些新聞。

接下來，媒體風暴和民眾強烈抗議在全國遍地開花，露西和卡斯反而因此受惠。現在醫院要遵行四套指導方針（分別來自英國人體組織管理局、英國皇家護理學院、英國墳場與火葬場管理研究院、Sands 流產慈善機構），無論是要緬懷還是遺忘流產的寶寶，不再是交給醫院來做決定，而是交由喪親家屬決定。另外醫療人員要做到清楚告知，並且抱持慎重和尊重的態度。

喪親家屬應該像露西和卡斯一樣，清楚知道醫院有哪幾種處置流產寶寶的方式。但是每家醫院的資源多寡不一，可能會是火葬或土葬（不是個別就是集體），也可能是「慎重焚化」，不論是哪一種，醫院都會負責安排和支付相關費用。醫院還要告知寶寶的父母親，如果想要私下舉辦喪葬儀式，也可以自行帶寶寶回家。

「慎重焚化」這一個選項，醫療人員大多覺得難以啟齒，英國也只有極少數醫院提供。英國墳場與火葬場管理研究院也認為這「難以接受」，在蘇格蘭國民保健署的指導方針中，也有提到這項做法[23]（媒體踢爆了可惡的處置方式）。如果病患不自己決定如何處置流產「寶寶」或「殘餘受孕體」，可能就會進行火葬或土葬。就我所知，還會在醫院教士的祝禱下進行。這跟以前的做法真的是天差地遠，但嚴格說來還是改頭換面的家長式作風。

二〇〇八年我經歷「過期流產」，那時候的醫療人員不像現在有義務說明各種「處置」方式。我等了一個禮拜，身體還是沒有排出受孕體，也沒有要排出的跡象，只好動手術。當時這項手術還是稱為「排出殘餘受孕體」（Evacuation of Retained Products of Conception），我記得簽了手術同意書，但沒有人詢問我們「受孕體排出」後想要如何處置。那時候的醫院普遍認為，流產的寶寶並不值得緬懷。現在回頭看，越覺得奇怪；我十七歲切除扁桃體，以及多年後我切除扭曲的輸卵管，醫院都會把切除的部位拿給我看。

不過我這次流產的「手術處置」，跟我六年前分娩雙胞胎相比，簡直是兩個不同的世界，但其實距離我上次的產房只有幾層樓而已。六年前，助產士一直逼我和大衛去看寶寶，並向我們表示醫院會提供火葬服務，但必須盡快做決定。六年後，我流產的寶寶小很多，透過機械式的手術程序，一下子就取出來了，大衛也一直被晾在一旁。我記得那一天我非常不開心，我的啜泣聲似乎妨礙到麻醉師，他臨危不亂的冷漠表情，是我當天最清楚的記憶。

當我聽到露西和卡斯的經驗，我發現不僅與我經歷的做法大為不同，也跟其他無數女性及另一半的經驗不同，實在是令人為之振奮。露西和卡斯的醫療人員說話的態度富有同情心，明確告知他們各種選擇，讓他們有時間思考，想一想什麼做法最能夠包容他們對流產的回憶。但不是每間醫院都這樣，我聽說有些醫療人員說明寶寶的處置方式時，態度不夠慎重，例如：一對夫婦帶著流產的寶寶去急診室，卻迎來護理師的咆哮：「你們拿這個來幹嘛？」也有一位女性做完手術後，卻被告知寶寶「遺失了」，院方也沒有絲毫的歉意。

露西做完手術後，跟卡斯一起離開醫院，醫院給他們時間整理心情，討論下一步該怎麼做。他們決定做個別的火葬，而非跟同一間醫院的其他寶寶集體火葬（這是這家醫院的選項之一，若是換成其他醫院，可能只有集體火葬這個選項）。

個別火葬的費用也是由醫院支付，露西和卡斯曾考慮存錢買新的嬰兒車，但從來沒想過喪禮的預算。院方支付火葬的費用，等於是為家屬減輕負擔，雖然葬儀社舉辦小孩、嬰兒或流產寶寶的喪禮大多不收費，但也有部分葬儀社會收費。

這對夫妻想要為寶寶單獨舉辦喪禮，但有些父母希望在寶寶逝世後，有其他寶寶可以互相陪伴，所以會選擇集體喪禮，就像公墓也會開闢「寶寶樂園區」。學者凱特・伍德索普（Kate Woodthorpe）專門研究死亡和喪慟，寫了一篇發人深省的論文，探討公墓和火葬場人員對寶寶樂園的管理；在死亡和喪慟領域向來缺乏這類的研究，所以這是項很重要的貢獻[24]。她發現我們經常以「躺下」或「長眠」來形容下葬的成人，但若是寶寶的葬禮父母親會用「托兒所」這個隱喻，象徵他們希望孩子一起快樂玩耍，就彷彿他們去托兒所、操場和學校般，墓碑也會以玩具或彩色的手工藝品裝飾（給公墓人員添了一些麻煩）。

露西和卡斯的經驗有別於我和大衛，醫院通知了他們火葬的時間和地點，讓他們可以參加（若是集體火葬，可能父母就不想參加或無法參加，也有可能醫院沒有通知，畢竟聯繫失誤在所難免）。他們先前還曾跟醫院討論過，打算在小棺木的飾板上寫些文字。飾板大約三十公分長，他們抵達火葬場時，飾板已經放在靈柩臺上（這是舉辦葬禮時專門支撐棺木的平臺）。

露西朗讀一首詩給所有參加者聽，包括卡斯、她的父母、妹妹和醫院的教士。他們覺得邀請其他親朋好友參加很奇怪，大家不太熟悉流產寶寶的喪禮，更別說要請假參加。火葬場上不會頌揚往生者的「豐功偉業」，也不會分享人生回憶，反之教士會進行「下葬儀式」，讓父母親跟寶寶道別，誓言永不遺忘。露西跟我說，他們至今仍把寶寶的骨灰留在家裡，放在一個紅色的小骨灰罈內。海德里・傅利曼以令人震驚的方式描述她寶寶的骨灰；她從火葬場拿到骨灰時，還裝在袋子裡：「我提著袋子回家，裡面充滿著生和死，愛與火，以及所有生命的元素。[25]」

我也是最近才開始跟個案聊到流產寶寶的葬禮。這個篇章的流產故事，長期以來被排除在流產照護之外。我有興趣了解這些，主要是因為我們從來沒有受邀過，也沒參加過我雙胞胎的火化儀式。我跟三位禮儀師和一位火葬場管理員聊到這份敏感的工作；如果他們遇到流產的案例，有些名詞會自動換成委婉的說法，甚至乾脆不說，就連我聽到他們使用的語言也覺得很有趣。他們不太喜歡用法律和技術名詞（例如：「胎兒」、「不能存活的胎兒」或「胎兒或殘餘的受孕體」），反而比較喜歡說「寶寶」或「孩子」。

一旦女性的「身體組織」（這是法律對流產寶寶的稱呼）抵達葬儀社，就成了我們深愛的已逝親人。二〇一五年最新土葬火葬機構指導方針[26]，可以解釋我所聽到的一部分現狀。這份文件比起醫院指導方針，措辭又更加強烈，這是可以理解的，畢竟到了這個階段，喪親家屬已經決定要永遠記得流產的寶寶。這份指導方針開宗明義就說：「從『父母親』的觀點來看，流產就跟死產一樣嚴重，一樣令人心碎。他們所盼望的孩子死了，哀傷可能會很深，會持續很長一段時間，所以跟父母親說話時，務必使用『寶寶』一詞。」禮儀師跟喪親家屬見面後，跟我有一樣的體會：就算出了葬儀社，沒有人知道寶寶死了，但寶寶的父母親會永遠記得；父母親對已逝寶寶的愛太深了。

現在火葬場會登記他們經手過的流產寶寶，以免重蹈覆轍。以前有太多流產寶寶缺乏文字紀錄，就這樣遺失了，想找也找不到。如今寶寶的遺體從醫院運送到葬儀社的路程，都有專責的哀傷輔導團隊、教士或禮儀師護送，可能是搭乘私人救護車或靈車。無論寶寶放不放得進棺木，或者寶寶有沒有名字，一律都要這樣處理，重要的是寶寶必須有尊嚴的抵達葬儀社：穿著衣服，並裝在合適的容器。

禮儀師蕾安・萊特（LeighAnne Wright）經營慈善機構 Little Things & Co，我在寫這本書的時候，她（免費）為三十多間醫院提供寶寶的衣服，針對身形太小、買不到成衣的小寶寶。她是從喪親家屬身上獲得做善事的靈感：「幾年前流產寶寶根本沒有尊嚴可言，尤其是新的指導方針還沒有出爐的時候，我曾收到用衛生紙包著的寶寶，甚至直接用醫院的嘔吐盆裝著。有一位媽媽看到自己的寶寶送來我的葬儀社時，竟然全身光溜溜的沒穿衣服，完全無法接受。於是我建議為孩子做一件衣服，讓他火化的時候可以穿，那位媽媽如釋重負。幾個禮拜後，又有類似的案例發生。現在情勢變了，越來越多寶寶都是穿好衣服才送來我這邊。但我們仍有進步的空間，尤其是現在有更多家屬都想要辦火化和葬禮。」

蕾安至今已經為五千多位舉行葬禮的寶寶著裝。如果是早期流產的寶寶，會用類似信封的育兒袋裝著，比較大的寶寶還會穿禮服和毛衣、戴帽子和蓋毯子。她還為早期妊娠門診製作迷你嬰兒床。寶寶長到大約十六週，手腳大致發育完成，可以穿進她志工團隊所縫製的衣物，這個志工團還有一個可愛的名字，叫做「天使兵團」。蕾安忙到不可開交，她接受BBC訪問的隔天，收到上千封電子郵件。但這類的慈善機構不是只有Little Things & Co，例如：Heavenly Gowns也是有一群志工，負責把大家捐贈的婚紗，改造成「天使寶寶」可以穿的衣服，提供給醫院、葬儀社和喪親家屬。

我和蕾安聊到醫院過去的不當做法，導致寶寶未受到尊嚴的對待，甚至還鼓勵父母「遺忘」所有相關的記憶。有一位女性在寶寶死後三十九年來找蕾安，她根本不知道孩子出生後被帶到哪裡去。蕾安為她的寶寶做了一套衣服，送給她當成紀念，這可能是她寶寶存在過的唯一具體證明。雖然我第一次流產的經驗沒這麼可怕，但我跟蕾安說，我猜想我那對雙胞胎從醫院送去解剖和火化的過程，應該都沒有穿衣服，至少我是看了他們的拍立得照片才有這種推論。

她徵求過我的同意，寄了兩套衣服給我。我聽到她願意幫我的雙胞胎寶寶做衣服，就已經感激萬分了，根本來不及說我還有三個流產的寶寶，連同醫院廢棄物一起消失在這個世界上。我收到衣服時，更是感激涕零。一件是粉紅色小連身衣裙，長度二十公分，寬度十至十五公分，下襬逐漸收窄，有白色小星星裝飾和粉紅亮緞帶，然後再搭一件粉紅手織毛衣、帽子和毯子。另一件是粉紅睡袋保暖衣，有著中式衣領，右側還別著一朵緞帶玫瑰花，剛好落在胸口的位置，然後再搭配一件白色手織毛衣和毯子。

我剛收到衣服時，根本沒想過這些悉心縫製的服裝，會成為我寶寶在世間存在的重要證明之一。我也萬萬沒想到，這兩件衣服會讓我淚流滿面。我現在寫作的時候，衣服就放在我旁邊的櫃子，我偶爾會去觸摸它、聞一聞、捏一捏，再放回玻璃紙包裝收好，我對待自己的衣服都沒這麼小心翼翼。我現在還會有意識的，把我心中縈繞不去的拍立得影像，換成美麗的寶寶穿著漂亮的服裝。

每當有人問起克萊兒胸前的M型墜飾，她會看人說真話。露西和卡斯沒信心邀請朋友來參加寶寶的喪禮。我心裡很清楚，如果我把小寶寶的服裝拿給別人看，氣氛應該會很尷尬，可能陷入一片沉默。紀念物有別於喪禮儀式（可能是在海灘升火或私下舉辦火化），但也是喪親家屬向未出世孩子表達愛意的方式。我還希望我兒子會把這兩套服裝當成紀念，連同他們無緣手足的故事，一起帶進他們未來自組的家庭。

網路上還有一種方式可以緬懷流產寶寶，只是我比較不熟悉，堪稱我這輩子看過最新穎的追思（memorialisation）儀式。自從一九九五年開始，網路虛擬墳場開始出現，如今上網表達哀傷是很正常的事情。我有一位好朋友過世五年，至今她的臉書專頁仍會有新的貼文，有人在管理，其中有不少關於她的內容，還有別人寫給她的話。針對流產寶寶的虛擬紀念儀式也很盛行，英國流產協會也有提供這種永久的緬懷方式。

我寫這本書的時候，英國流產協會的網站總共管理十個「愛之樹點燈」網頁，還有四十一個「勿忘我草坪」網頁。雖然現在已經不開放使用，但會永遠存在於網路世界。無數的喪親家屬在愛之樹「放下」一盞燈，或者在草坪「種下」勿忘我的花，為寶寶舉辦一場虛擬紀念儀式，還可以寫下一段話。現在最新版的是「思念之星」（Stars of Remembrance）網頁，讓訪客建立屬於自己的紀念，一片滿是星星的夜空，每一顆發出微光的星星，都是一個人的哀傷。英國流產協會管理著無數不為人知的無形墓碑，大家不妨去看一看，你將會更明白流產寶寶對親屬的意義。

我一次看到這麼多的愛和失落，會有點招架不住。我不認識這些寶寶和他們的父母，但我知道他們需要被關懷。我最近拜訪「思念之星」網頁，把滑鼠移到某一顆星星上，網頁隨即顯示虛擬的碑文：「在此紀念我兩個無緣得見的孩子，他們至今仍在我想像的邊緣玩耍和長大，他們在餐桌的位子一直空著，家族聚會、音樂演奏會、到公園玩耍，一直都沒有他們的蹤影。我在床邊故事時間都會說這段話，現在我也要對你們兩個說：『我會永遠愛你們，永遠喜歡著你們，直到我死的那一天，你們永遠都是我的寶寶，媽咪。』[27]」

這段話無疑證明了，這些被思念和被渴望的寶寶，通常會在家庭故事中占有一席之地。父母親往往會為他們命名，承諾永遠記得他們，保證彼此會再相見，不時強調有多麼深愛他們，而且會永遠愛下去。只不過這些寶寶存在於「想像的邊緣」，並無法用別人可以理解的方式表達出來。我的個案把她寶寶的虛擬紀念碑存在手機裡，隨時都可以拿出來看。每當她消沉的時候（例如：家人不在乎她的哀傷，或想起醫生說她的寶寶只是「一堆細胞」），她就會把手機拿出來看一看。我特地開口問她，她還很自豪的拿給我看。

湯尼・沃特（Tony Walter）是全球首屈一指的「死亡學教授」，他在英國巴斯大學（University of Bath）任教，把線上追思文化視為致哀史的最新篇章[28]，但我問他知不知道網路上的流產追思文化，他竟然一無所知。流產在「死亡學」一直很冷門，從技術上來說，流產根本稱不上死亡。他提到都市化和工業化，以及死亡的醫療化，讓我們脫離本能的和如常的死亡現實，讓我們跟死亡的距離越來越遠。但最近大家開始使用社群媒體和手機，可以把死亡重新帶回我們的生活，更貼近我們，甚至創造一個虛擬空間，讓死亡不再是禁忌話題。網路世界確實讓流產的哀傷和對話自由展開，更讓無數的「天使寶寶」有個安息之地。

美國專門研究流產的心理學家潔西卡・祖克（Jessica Zucker），在二〇一七年懷孕十六週時流產了，之後她在 Instagram 建立「我流產了」（ihadamiscarriage）的帳號，透過視覺影像來記錄她和其他女性的流產經驗。我寫這本書的時候，已經有二十三萬六千人追蹤，累積近八百張美麗的圖片，包括正在溢奶的乳房、有妊娠紋的空肚皮、媽媽和寶寶，以及帶給人力量的文字。祖克特別想探討女性流產後的羞恥感和罪惡感，她除了在 Instagram 發文，也在其他地方發文，她的文章不僅是在緬懷，也是在發出沉重的抗議。她有一篇文章引用別人寫的一首優美短詩，只有短短幾個字：

她不是
一章
她是
一整個
故事。

Instagram平臺是最近的產物，但自古以來寫詩就是記錄流產的管道。我之前在第二章提過將近四百年前，瑪麗・凱里夫人（Lady Mary Carey）用絕美的文字，反思早期流產的經驗。此外，有一首知名的「流產詩」，名為〈國會山〉（Parliament Hill Fields），我讀過的次數難以計數。希薇亞・普拉斯（Sylvia Plath）在第二個無緣的小孩流產一週後，寫了這首詩，當時大家都鼓勵她遺忘「心中的孩子」；流產依然是禁忌話題，女性也不像現在有機會上網分享自己的經驗。這首詩以新年為始，背景就在她位於北倫敦住家附近的公園山丘上。她望著「一如往常」的天空，但其實在跟死去的寶寶對話：

> 你的缺席不引人注目，
> 沒有人發現我缺了一塊。

這首詩的其他句子也很感人。

慈善機構很鼓勵喪親家屬刊登自己的故事和詩文，不管是在慈善機構自家的網站，或是無數個人部落格或線上聊天室。我個人覺得，緬懷絕對可以帶給人安慰。湯米母嬰慈善機構的〈流產勇氣之書〉（Book of MisCOURAGE），就有明顯的社會改革和政治意義，「為無數女性提供一個虛擬關懷空間，彼此分享勇敢的流產故事。每一個故事都有意義，我們創造出來的東西將會受到注目，讓每個人明白流產的痛苦。[29]」無論說這些故事的動機是什麼，我希望這些故事會成為未來社會歷史學家珍貴的研究資料。

文字不是永久紀念流產故事和緬懷寶寶的唯一方式。從古至今，各種形式的創意也是人類抒發哀傷的自然管道，舉凡繪畫、攝影、雕塑和音樂等都可以療癒喪親家屬的心，也是每個人珍貴的學習資源。去年我在東倫敦的蛋白質空間（Protein Studio），看了一場小型展覽「緬懷寶寶：生命、失落和驗屍」（Remembering Baby: Life, Loss and Post-Mortem）後，重新以新的角度看待追思。

這場展覽探討寶寶在懷孕期間或分娩時死亡，父母親該如何創造回憶，以及父母親必須做哪些決定。例如：該如何處置寶寶的遺體，當然還有目前還在發展、不為人知的磁振造影驗屍法。其中一個裝置藝術出自藝術家賈斯汀・韋根（Justin Wiggan）之手，以一種罕見的聰明手法捕捉回憶。他記錄的是聲音，我跟他聊過之後，才想起聽覺似乎是人死前最後一個停止運作的感官，所以「聲音追思」應該會在我們的人生延續最久。

他為了這場表演創作兩段「早期流產」的音頻，其中一個作品〈失去的男孩〉（Lost Boy）探討回憶，那是我一個朋友的聲音，我早就知道她在十四年前流產過。

但我就算只是聽這個作品的精簡版（除了播放聲音，旁邊還有文字），仍聽得目瞪口呆：「我是職業婦女，育有一個兩歲的兒子，本來懷孕一切正常……後來不知道為什麼我突然不舒服，衝去醫院看醫生，卻被告知我肚子裡的孩子死了。我經歷了分娩，也跟我來不及長大的寶貝兒子道別，他只有我的手掌大。」她特別在最後一段，表達她跟失去的兒子諾亞（Noah）之間，會永遠保持很深的感情：「我在錄製聲音追思的過程中，有時候會不知所措。但這段追思超乎我的預期，強烈表達出我以逝去的兒子為榮。他沒有任何墓碑或愛之樹，但現在有了這個，我好感激。」

為了聆聽諾亞的「聲音追思」，我要爬進展場正中央的大型鏡箱，音響會傳來一段音頻，呈現可怕意外發生前的情況，包括洗碗機的聲音、一閃而逝的兒童臺節目聲音、從包裝袋拿出餅乾的聲音。接下來，妳聽到的聲音象徵情勢急轉直下，包括救護車的鳴笛聲、關車門的聲音。當然還有我再熟悉不過的，醫院模糊的人聲和嗶嗶聲。最後是如果諾亞還在世可能會有的聲音，例如：玩樂高、騎腳踏車和學校集會的聲音。藝術家以鳥叫聲巧妙連接這些聲音，我朋友說：「這充分呈現了無助、失落和傷痛的感受」，就連我現在寫到這段經歷，也是對諾亞再一次的追思。

我在第五章談到藝術家佛茲．佛斯特，他同時也是喪子的父親，以二點二公尺卷軸畫〈痛苦不會強辯〉（Pain Will Not Have the Last Word）描述他經歷三次流產的經驗，以及其他男性流產的遭遇。他的藝術作品是在呼籲大家關注另一半的流產經驗，同時也是他對孩子的追思。大家不妨上網搜尋他的作品，那也是我們參與流產緬懷的另一個空間。

如果妳沒有看過芙烈達．卡蘿（Frida Kahlo）一九三二年首部金屬畫作〈亨利福特醫院〉（Henry Ford Hospital），一定要上網找來看。這幅畫呈現卡蘿第二次流產後，獨自裸身躺在醫院病床上，身後還有一大片血泊。她處於如此殘酷的環境，身體當然會感到很不安，左臉頰掛著斗大的淚珠。她的周圍漂浮著六個物件，以類似臍帶的紅色絲線連接著，握在她的左手掌心：男性胎兒（她無緣的兒子）、蝸牛（象徵揮之不去的失落感）、蘭花（丈夫送她的禮物）、骨盆（一場意外撞碎了她的骨盆）、粉紅色的女性軀體塑像，以及醜陋的殺菌機。這幅畫的背景是在工業大城底特律，更顯得抑鬱陰沉：「病人的身分」似乎跟她充滿人性、令人百感交集的失落故事互相衝突。卡蘿終生無子，她的藝術創作一直跟她渴望有自己的小孩有關：「有很多因素妨礙我實現一般人視為理所當然的夢想。把無法實現的夢想畫出來，對我而言再自然不過了。[30]」

卡蘿對後世影響甚鉅的畫作，強烈表達出流產（和緬懷）往往是孤獨的經驗，只能跟同病相憐的流產社群分享，再不然就是專業醫療人員才能夠明白。我們的文化還無法完全接受這種哀悼行為，不認為流產應該跟其他死亡獲得同等的重視。事實上，流產至今仍無法跟其他哀傷一樣，那麼理直氣壯的表達失落感，進而被看見、被聽見、被理解、被支持，甚至被相信是「真的」。我們正是要透過緬懷的行為，爭取喪慟學者肯尼斯・多卡（K. J. Doka）所謂「被剝奪的權利」[31]。

多卡專門研究從古至今關於哀傷和哀悼的文化：如何實行？持續多久？誰應該實行？大家通常會回顧維多利亞時代清楚的範例。當時對於哀悼的時間應該有多長（例如：女性哀悼公公的死亡，勢必要比哀悼自己孩子的死亡更久）、哀悼時該穿什麼衣服（有綢緞裝飾的黑色洋裝），都有非常嚴格的規定。但其實「哀傷的習俗」至今依然存在，只是變得難以察覺，何況還有許多哀傷並沒有表達失落的權利。

多卡特別關注在療傷止痛的過程中，別人的確認和支持發揮了關鍵作用，但是有三個情況經常得不到確認和支持：一是跟死者的關係不被承認（例如：我們跟未出世孩子的關係）；二是失落不被承認（例如：流產的失落）；三是哀傷者不被承認（例如：有學習障礙或者年紀小）。流產不外乎是遇到前面兩個情境，但是世上有無數被邊緣化的哀傷者（例如：男性、同性或跨性別的另一半，其他家人和未成年媽媽[32]，有學習障礙和身體障礙的人），他們的流產體驗至今仍鮮為人知。我們也不太清楚西方白人以外的文化族群有怎樣的流產體驗。

讓經歷流產的人盡情表達哀傷，獲得應有的「權利」，顧名思義是一項政治行為，有無數慈善組織和個人為此奔走。另外，英國「喪子宣導週」（Baby Loss Awareness Week）的知名度越來越高，也是這些人長期努力的成果。這個年度盛事可以追溯到三十年前美國的社會運動，一九八四年明尼蘇達州妊娠終止和嬰兒死亡中心（Pregnancy and Infant Loss Center of Minnesota）透過州長公告，明訂每年十月是「妊娠終止和嬰兒死亡紀念月」（Pregnancy and Infant Loss Remembrance Month），美國其他州的社運團體也開始說服更多州和城市跟進。一九八〇年代末期，這項運動甚至達到中央聯邦層級，雷根總統在一九八八年簽署總統文告，宣布「一九八八年起妊娠終止和嬰兒死亡紀念月成為全國性節日，讓大家有機會多認識痛失未出世孩子和新生兒的悲劇。」往後每年十月，為了紀念這個活動，美國各地的流產關懷團體齊聚華盛頓特區。

琳達・蕾恩在她的著作《失落的母性》（Motherhood Lost），談到喪親家屬會披著繡有寶寶名字的毯子遊行，舉辦緬懷和善心樹服務，參訪已故甘迺迪總統流產寶寶的墳墓。他們要求修法，給予流產寶寶的爸媽病假、保險給付和減稅，以及妥善處置流產寶寶的遺體，呼籲補貼研究經費。其他國家也受到鼓舞，每年都有類似的活動在英國、加拿大、澳洲、挪威、義大利和肯亞舉行。

二〇〇二年我第一次流產，過了三個月，就是英國第一年的「喪子宣導日」。我已經不記得、完全忽略這一天，還是感覺太寫實或太恐懼，而不願意承認有這一天；尤其我當時又再度懷孕。往後幾年，「喪子宣導日」延長為一週七天的活動，影響力和知名度都越來越高。「喪子宣導日」的標誌是粉紅色和藍色緞帶交織而成的別針，可以別在領口或衣服上，取代可能要配戴一整週的「國殤罌粟花」，只不過後者比較有名。

「喪子宣導週」不只宣導「喪子」的影響，還有超過六十個慈善機構共襄盛舉（二〇一八年的活動）。正如美國發起人奮力奔走，英國這邊也努力改善醫院等地對喪親家屬的照顧，還有募集經費。二〇一七年「喪子宣導週」推出全新「全國悲傷輔導流程」（National Bereavement Care Pathway）的第一階段，專門「針對長達十二個月之間所有的妊娠階段，以及寶寶死亡事件，改善父母親和家屬所接受的哀傷輔導服務」[33]。此外，新聞雜誌和其他媒體皆有報導相關活動，不少公共建築和地標點亮粉紅和藍色的燈光，各地紛紛舉辦追思會，英國議會也熱烈討論改善流產照護和鼓勵相關研究。

英國議員菲莉帕・惠特福（Philippa Whitford）跟同事分享自身的流產經驗，十分感人，打破了懷孕週數越少，哀傷就越輕的誤解：「我知道我們主要討論懷孕後失去的寶寶，但『流產』（miscarriage）這個英文字聽起來就像『過失』

（misstep），宛如路面上的凹凸不平。當妳大約懷孕四至五個月，妳已經有一張小小的超音波照片，自以為會收集到完整的產檢照片。妳挺著大肚子，生活開始受到影響，妳需要換成鬆緊帶的褲子，有時候會胃痛或晚上睡不著。甚至到了晚期，孩子開始在凌晨三點踢妳肚子，嚇得妳魂飛魄散。[34]」

二〇一七年我在「喪子宣導週」的倒數第二天，大約跟二十幾個大人和三個嬰兒，沿著倫敦的泰晤士河完成「紀念健走」。這是英國流產協會熱血志工艾琳所舉辦的活動，我就是受到她的邀請，去參加她所主持的流產關懷團體。我們每個人都捧著心形的電池小蠟燭，有人還穿著印有協會標誌的T恤。我們在兩個小時的健走活動中，互相分享失去的寶寶和破滅的夢想，以及受到良好照顧和惡劣照顧的經驗，順便暢談未來該如何拓展我們的紀念網。我們途經這本書的英國出版商，是它，默默達成我們的心願。有幾個路過的行人好奇我們在做什麼，聽完我們的解釋就快步離開了。雖然他們感興趣，但可能有一點驚訝，我仍希望可以鼓勵他們多思考一點。

一位年輕的同行者可能剛滿十八歲，引發我的好奇，他正在為大學學位拍攝一部關於流產的紀錄片，想盡量多了解流產。他對於這個主題一無所知（但導演就是想拍流產），況且他也不是很想當爸爸（我特地問他），真希望明年的健走活動可以吸引更多這樣的人，單純只是想多了解一點流產。

隔天晚上七點，我點亮蠟燭，主動去參與「喪子宣導週」的閉幕活動：「燈海」。我不知道全世界有多少喪親家屬也參加了這場盛會，但我必須坦承，我完全不想邀請身邊沒經歷過流產的人一起來。我們歷盡千帆才有了「喪子宣導週」，一路上有無數慈善組織共襄盛舉，但願有一天，這些組織可以功成身退。現在流產依然是備受忽略的經驗，伴隨而來的哀傷仍被邊緣化，還在爭取更多的關注。我怎麼會知道呢？這都要感謝我聽過和說過的故事，還有我寫了這本書，以及我無意間參與的親身體驗。我第一次流產的經驗，全靠我自己努力記得，證明了這是多麼痛苦的療傷過程，有多少人忽略我的流產經驗。

我生出流產的雙胞胎女兒後，助產士趁我們離開醫院前，在四隻小腳掌沾一沾有粉紅色印泥的海綿，分別印在兩張白色卡片上，這是她們存在過的重要證明。我曾經在超音波螢幕看了她們無數次，連續好幾週感受她們在我體內的胎動。但現在我跟她們肉身的唯一連結，只剩下兩張有腳印的卡片。畢竟醫院留給我們的拍立得照片，跟她們的身體並沒有「實際接觸」。我也沒有留下她們穿過的衣服或包過的毯子。那個夏日我們離開醫院時，隨即簽了她們的驗屍火化同意書。

往後好幾年，印著她們腳印的卡片，一直躺在我床底下抽屜的盒子裡，跟那些可怕的拍立得照片，還有一張醫院摺好的Ａ４紙張，一起用信封袋裝著。那張紙我到現在還沒有拆開讀過，我猜應該是我的「病歷」紀錄，詳細記載我入院和出院的日期，以及描述當時的醫療處置情形。那時候我偶爾會拍一拍灰塵，看一看卡片，但是我不忍心看太久。後來我大兒子出生，大約再過一年，我的痛苦總算減輕了，終於把卡片裝框，放在我床邊的小桌子上。但我從來沒想過要放在家裡每個人都看得到的地方，因為那些地方已經擺滿我兒子的照片。

裱在相框裡的腳印卡片，十年來伴我入眠，每到春季和夏季，晨光從窗戶照射進來，剛好直接照在卡片上。不知不覺的，陽光慢慢讓腳印褪色，我就眼睜睜的任其發生。年復一年，我跟寶寶身體的唯一連結，那四個腳掌和二十根腳趾，在我眼前逐漸消失，但我還是無法移走相框。我再度掉入我把她們生出來的情緒裡，因為痛苦、否認和無知而動彈不得。

後來我朋友因流掉第二個寶寶而極度悲傷。她打電話給我時，我已經看不清我寶寶的腳印了。我朋友需要找人聊一聊，我們一起吃午餐，聊到她該怎麼跟五歲的女兒解釋，以及她決定怎麼紀念第二個無緣的小孩。她在想要不要私底下舉辦喪禮，激動的表達她有多麼想保存寶寶的回憶。

這個話題對我來說並不陌生，但不知怎麼的，那段談話觸及我的痛處。她讓我明白，我之前有多麼虛偽，即使如此，還是可以被理解和被原諒的。我長期以來呼籲大家更公開的談論流產，為了幫助深受流產所苦的人，我還鼓勵其他人多思考、多討論流產的經驗，可是我卻把自己跟寶寶唯一的連結隱藏起來，甚至差一點害它們消失。我自以為有在暢談流產經驗，但後來才驚覺，我的暢談只限於同病相憐的朋友，或者專門研究流產的小圈子。我這個朋友促使我去採取行動，她還可以提供我實質的協助。

她的專業剛好是攝影，她介紹同事給我認識。她同事以數位方式儲存我寶寶原來的粉紅腳印，而且解析度極高，甚至可以看出佛羅倫斯的左腳蓋得太用力，連足弓都看不太出來。我開始後悔沒抱抱這隻小腳掌，還有其他三隻腳掌、腿、手和身體。我買了一個更粗大的相框，把新的數位圖像放進去，掛在我廚房桌子的正前方，就在一幅英國特殊地名地圖旁邊，完全不會被陽光晒到褪色。

這些腳印所引發的討論，遠不及它旁邊的地圖，也不及對面牆上翠西・艾敏（Tracy Emin）裸身跑步的照片。訪客來我的廚房，從來沒有駐足在粉紅色腳印前，閱讀腳印下方的題字：瑪蒂達 31.07.02，佛羅倫斯 01.08.02，當然也沒有人問起這些腳印。他們大概以為是我兒子的腳印，或者壓根沒有注意到，但我也懷疑，大家可能不想開啟越軌的話題吧！

這些無緣的家人看來仍無法走進別人的心，但我要寫出這本書，我就必須先把他們融入我的家庭生活。畢竟這本書就是為了紀念我其他三個連腳印都沒有的孩子，還有其他無數逝去的孩子。無論妳知不知道他們，他們都長存於無數人的心中。

後記

這本書快要寫完的時候，有一個不知所措的朋友找上我，她想要聽聽我的建議。原來是她那個工作團隊的同事寫信告訴她，接受懷孕十二週的產檢之後，才知道「寶寶」（套用她同事的話）在幾個禮拜前就死掉了，現在需要動手術，大約要請假一個禮拜。我朋友根本不知道同事懷孕了，她聽到這個消息很擔心，但是不知道該怎麼做才好：她要先知道「什麼才稱得上」是合適的回應，進而知道該做些什麼，或者該說什麼。

我跟這個朋友很熟，現在她會跟我聊這個話題，我覺得她進步很多。我第一次流產時，她有關心過我，但後來我又流產幾次，都是早期流產，她就有點搞不清楚狀況，對我打擊很大。她這種反應很常見，她也曾經對我說，雖然早期流產很令人遺憾，但時間一久就會淡忘的。久而久之，她的想法似乎有受到我的影響，變得更有同理心。但無論是不是我的關係，她這次聽到同事流產的消息，總算明白她應該多付出一點的關注，我待會再來說我對她的建議。

我朋友的觀念改變，象徵著更大規模的文化變革，這也是我們樂見的，大家已經比以前更會去考慮流產的效應，但也有另一種可能，我們其實沒有考慮得更周全，只是更願意開啟這個話題而已。這都要感謝多年來喪親家屬的奔走、流產慈善機構逐漸成長，以及更多人在媒體上分享自己的流產故事。此外，網路世界也在背後推波助瀾，讓個人和集體在面對如此棘手的議題時，願意勇敢面對，而非轉身迴避。雖然這些聲音有助於宣導流產，讓我們思考得更深，但也在提醒我們還有很大的進步空間，不論是在醫院內還是醫院外。

流產醫療照護非常的重要，這是流產經驗的關鍵環節，也會永遠留存在人們心中。有人在醫院受到貼心的照顧，但還是有令人痛苦的照護經驗，例如：我不願意用力生出我死去的寶寶，醫生還以為我在裝腔作勢；我動手術前掉眼淚，麻醉師擺出不耐煩的態度；醫療人員未經我同意，就把我的寶寶丟棄。礙於無知、缺乏訓練和其他原因，這些不適當的照護經驗絕非個別案例，反之有無數類似的悲傷故事一再重演。

我流產至今過了這麼多年，現在的做法和規定都有進步，但我仍然聽到不少負面經歷。醫療人員還是有可能把流產的寶寶說成「髒兮兮的小肉塊」，再不然就是動手術拿掉寶寶後，一不小心放錯容器，把寶寶搞丟了。醫院要女性回家等待流產，卻沒有清楚告知會有多痛，會從子宮排出什麼東西，或者流產後有可能會泌乳。醫院也經常沒有告知父母親，如果想要自己辦葬禮，可以自行保存寶寶的遺體，不然至少也要告知有哪些選擇，否則父母親會不好意思詢問。再者，另一半和其他家人可能也很哀傷，卻被醫療人員當成隱形人，還要填補醫療照護的人力缺口。有許多夫妻會繼續拚懷孕，飽受焦慮和嚴重心理疾病之苦，卻沒有獲得適當的情感關懷或理解。這些在我看來都不應該，但我仍懷抱著希望。

我寫這本書的時候，大概是英國流產照護最令人期待的時期。現在當然有一些照護範例可以參考，但是各家的標準天差地遠，所幸二〇一七年底有一項先驅計畫可能解決這個問題。全國悲傷輔導流程是多年來社會運動和實務改革的成果，由流產慈善組織和專業機構共同研擬指導方針，針對下列五大喪慟經驗的悲傷輔導人員提供流程範例，包括流產（子宮外孕和葡萄胎），產前診斷後的妊娠終止、死產、新生兒死亡、嬰兒猝死。

此外，這套「流程」架構充分反映了整合性思考：流產婦女在接受醫療照護時，可能會遇到數個醫療人員、可能要面臨數個艱難的決定，包括如何照顧自己的身體和寶寶的遺體。雖然產房和早期妊娠門診的人力培訓和經驗，在流產照護堪稱一流。但如果流產婦女逼不得已要在其他單位處理，例如：急診室、家醫科、超音波室、手術室和婦科，就不保證會有這樣的照護品質。

流產、子宮外孕和葡萄胎的全新指導方針，對所有醫療人員提供全方位的建議，以便好好照顧失去寶寶或流產的病患（女性、母親），以及另一半和家屬，這篇內容包含措詞、有同情心的溝通、早期和晚期流產的經驗、告知噩耗、創造回憶、驗屍的決定、非「死產」寶寶的出生證明、葬禮和「慎重焚化」，以及流產後的情感關懷，還有相關醫療人員接受心理輔導的重要性。

全國悲傷輔導流程的制定者深知流產經驗的多元和廣泛，為了讓大家公平享有優質的照護，似乎不特別區分各種喪子經驗，比方懷孕二十四週以下的早期流產、偏後期的晚期流產，以及寶寶分娩後死亡。從這項做法可以看出，雖然早期流產女性所哀悼的，可能是心中的孩子，而非肚子裡的孩子，但同樣值得受到制度的重視，應該接受相當於後期流產或寶寶足月死亡的照顧。

此外，我也期待先驅計畫（我之前提到有三分之二英國國民保健署信託機構參與），這都要感謝英國國會跨黨派喪子委員會（All-Party Parliamentary Group on Baby Loss）的奔走。該委員會是在二〇一六年由四位有喪慟經驗的議員所創立，這個團體至今仍在向議會施壓（以及蘇格蘭、威爾斯和北愛爾蘭地方分權政府，否則當時全國悲傷輔導流程只適用於英格蘭），協助防止和避免寶寶在各個妊娠階段死亡，同時也要改善喪親家屬所接受的關懷服務。我曾經親臨下議院的會議，感受到他們的全心投入和高度的同情心。二〇一八年初，政府宣布每年再投入四百二十一萬經費，我們當然永遠不嫌多。

當我們見證一波波空前的政治改革，仍要繼續對公部門施加壓力，把資源用在鼓勵優良照護，讓整個醫療體系受到潛移默化，包括資助醫療人員培訓經費、提供資源和情感關懷，還有加強研究、建立實證基礎。當我看到改善流產照護成為重要的議題，我對未來就更有信心了。但我寫這本書的時候，正值英國財政緊縮和政治動盪，國民保健署面臨強大的壓力，這些因素都可能隨意破壞我們期待已久的變革，以致改革無法全面推行。

我們使出了洪荒之力，好不容易才喚起民眾的意識，全國悲傷輔導流程便是重要的成果，但這只是改善流產照護的其中一環而已。許多夫妻在經歷心碎後，才知道流產相當普遍，卻不為人知，但大家對於流產缺乏理解，反而會加深喪親家屬的痛苦。醫療體系對於普羅大眾一直是慷慨大度，對於只祈求生出活胎的夫妻卻吝於付出，讓許多人感到灰心和憤怒，可是我仍保持謹慎樂觀：有關於流產原因和防治的研究，正獲得有史以來最多的關注和經費。

二〇一六年四月，歐洲最大規模的湯米全國流產研究中心（Tommy's National Centre for Miscarriage Research）成立了，從世界各地整合這個領域的專門知識，透過先驅合作計畫來探索四大研究問題：為什麼會流產？還會再流產嗎？有沒有可能防止流產？我們能不能深入了解受害者的生命經驗？當媒體報導這個研究中心成立的消息，無數人的精神為之振奮。不只是因為未來更有機會做好防治和治療，也因為流產的議題首度登上新聞報導。

我寫這本書的時候，湯米母嬰慈善機構就在執行並資助各種研究[1]。有些研究是為了研發診斷測試，進而探討流產的潛在原因，比方各種基因遺傳研究，尤其是精子DNA碎片指數。有些研究深入探討女性免疫系統對復發性流產的影響，以及糖尿病專用藥物有沒有可能防止流產。當然也有研究專門探討流產對心理的影響，為悲傷的受害者量身打造最適合的情緒關懷。大家無不希望這個空前的跨領域研究網絡，可以讓每個人貫注專業知識，找出關鍵的研究問題，設計優質的臨床試驗來解決問題。

湯米全國流產研究中心成立之際，傳出一項鼓舞人心的合作消息。流產優先性設定策略合作計畫（Miscarriage Priority Setting Partnership）[2]邀集了關心流產照護的專家們，以及直接受到流產影響的受害者，聆聽這些人的意見，找出格外迫切的研究主題，而非仰賴研究人員或製藥產業來決定。雖然參與者所提出的部分問題已經有人在做研究，但是讓親身經歷流產的人共襄盛舉，可望促成更深入的研究。

不過，往後很多年，流產仍會經常發生在許多女性和夫妻身上。如果想要提高防止流產的機會，還是要耐心等待。畢竟研究試驗要耗時多年的執行和分析，分析結果還要散播開來，進而促發行動。湯米全國流產研究中心的負責人亞利・庫麥駱瑟米（Arri Coomarasamy）教授跟我說：「我們只是這類研究的冰山一角」，未來仍會有持續的研究突破，逐步為大家揭開流產的原因。

如今令人振奮的研究陸續出爐，但是醫院和實驗室之外，仍有很多進步的空間。我們每一個人都可以讓喪親家屬的流產經驗更舒坦一些，就像我在〈後記〉一開始提到的朋友，她自覺應該為流產的同事做些什麼。我的內心有一顆心理治療魂，通常不太隨意給別人建議。可是我那一天晚上跟她共進晚餐時，故意跟她鬧著玩，拋出一些問題。但我不是真的想要問出答案，是想要激盪出她的新想法。我知道這些問題並不適合她當下的狀況，也清楚我朋友很可能再遇到親友流產，所以我想幫她做好準備。

我跟她說：「妳可以試著想想看這些問題：流產是怎麼發生的？持續多久？妳當時在家裡，還是有去醫院？妳覺得疼痛難以忍受嗎？妳有沒有大失血？妳有沒有受到妥善的照顧？妳有沒有看過寶寶的超音波？妳有沒有抱過寶寶？妳知道寶寶是男孩還是女孩嗎？妳有沒有感覺寶寶是男孩還是女孩？寶寶長得像你們其中一個人嗎？妳有沒有拍寶寶的照片？妳知道寶寶的死因嗎？妳有沒有驗屍？妳有沒有辦喪禮？妳有沒有泌乳？妳怎麼面對分泌的乳汁？妳的另一半怎麼想呢？」

我不是要她去質問流產的同事，我可以看出我拋出問題的時候，確實給了我朋友一些靈感。她先是張大眼睛，目瞪口呆，然後開始點頭如搗蒜。她在我和其他許多人的幫助之下，終於放下心中的大石頭。我不曉得她後來是怎麼回應她同事的，但我後來發現，我們那次談話深具啟發性，讓她開始跟其他人分享這個主題。簡單來說，她的思考層面越來越廣，還會導入不同的思考角度，帶著更多的好奇心、同理心和同情心。我希望這本書也會對妳有所幫助。

謝詞

這本書一直承蒙很多人幫忙，大家不只是認同我，還經常給我打氣和包容。凱蒂・龐德（Katie Bond）和瑪麗・芒特（Mary Mount）讓我有信心把尚未成形的漫談化為文字，要不是她們兩人的協助，我勇敢的經紀人凱莉・普利特（Carrie Plitt）根本不可能注意到我。我第一次出書，就寫這種不會大賣的主題，看起來就是一個棘手的案子。我至今仍對凱莉的說服力，佩服得五體投地。

這本書最優美的幾個字莫過於「生命的邊緣」，這都要感謝優秀的詩人茱莉亞・科普斯（Julia Copus）。我能夠從她精美的小詩〈鬼魂〉（Ghost）引用這幾個字，一直是我很珍惜的恩賜。我是透過潔西卡・赫本（Jessica Hepburn）才讀到茱莉亞的詩作，潔西卡付出比別人更多的努力，一直用前所未見的創意手法，突顯不孕及不孕症治療的痛苦和不公平。要不是潔西卡，我也不會認識伊莎貝爾・

戴維斯博士（Dr Isabelle Davis）、喬蒂・戴伊（Jody Day）或羅賓・海德里博士（Dr Robin Hadley），這些人都是鼓勵我深入思考的大恩人。

我還要感謝傑基・羅斯博士（Dr Jackie Ross）、舒爾勒・麥堅尼博士（Dr Sheelagh McGuinness）、海倫・威廉斯（Helen Williams）和卡羅萊納・庫巴斯卡博士（Dr Karolina Kuberska），其中海倫安排我跟亞利・庫麥駱瑟米教授（Arri Coomarasamy）見面，我不僅感謝教授騰出寶貴的時間，也感念他極富同情心，對我所做的努力表達支持。我曾經在英國流產協會當過理監事，所以我跟妮可拉・戴維斯博士（Dr Nicola Davies）一直是好朋友。她甚至在某個炎炎夏日邀請我去她的花園，把我介紹給名人毛拉格・金霍恩（Morag Kinghorn）認識。潘妮・凱瑞（Penny Kerry）也是我在英國流產協會的強力後盾，她努力擠出時間閱讀我的初稿，一直堅持到最後，也沒有太打擊我的自尊心。

我要感謝譚雅・卡西蒂博士（Dr Tanya Cassidy）和吉莉安・威佛（Gillian Weaver），她們跟我暢談政治和母乳捐贈。我跟納塔莉・珊克博士（Dr Natalie Shenker）在彭布羅克郡的海灘散步，也討論到相同的話題，至今依然是我的研究重心之一。蕾安・萊特（LeighAnne Wright）貢獻她很多寶貴的時間，還有感謝戈爾德斯格林火葬場（Golders Green Cemetery）的管理人和韋格萊葬儀社的員工，他們讓我明白以前從未接觸過的人類死亡實務。

我跟柔伊・張伯倫（Zoe Chamberlain）見面，埋下很多有意義的種子。我跟崔西・森保利（Tracey Sainsbury）、艾莉卡・芭芭拉・穆勒（Erika Barbra-Muller）、麥特・普萊爾博士（Dr Matt Prior）、海倫・金教授（Helen King）、查爾斯・萊特先生（Charles Wright）和瑞秋・海登（Rachel Hayden）的談話，埋下許多有用的種子。莎拉・貝里博士（Dr Sarah Bailey）的流產研究至關重要，我很榮幸可以一窺端倪。我還要感謝大西洋的彼岸，努力克服時差幫助我的兩個人，分別是SHARE的佩緹・邦妮克（Patti Budnik）和PLIDA的凱西・藍默（Cathi Lammert）。

我要特別感謝Sands的艾莉卡・史都華（Erica Stewart），我下午跟她見個面，就會感染到她滿滿的活力，振奮好一陣子。艾琳・夏奇（Erin Sharkey）是一個傳奇人物，我很自豪可以跟她當朋友。我後來接下她的職務，跟著艾莉卡・夏頓（Erica

Charlton）主持英國流產協會每個月一次的關懷團體，深感任重而道遠。艾琳、艾莉卡和雪莉・拉菲爾（Cherie Raphael）都是倫敦大學附設醫院（UCLH）的無名英雄，如同其他醫院職員和慈善機構志工，每天關懷無數的喪親家屬。

我要感謝恩雅・錫澤（Anya Sizer）、海倫・摩耶絲（Helen Moyes）、克萊兒・烏斯斯金（Claire Usiskin）、艾莉森・萊克（Alison Wright）、凱莉・歐葛瑞迪（Carrie O'Grady）、安琪拉・諾利斯（Angela Norris）、塔拉・達比（Tara Darby）、蘇菲・海爾（Sophie Hare）和安娜・瑞斯（Anna Wraith），這些朋友們帶給我的鼓勵，是他們想也想不到的。

然而，要不是出版社肯冒險，又懂得持恆忍耐，我也用不著感謝上面這些人，所以我要感謝 Virago 出版社的莎拉・賽維特（Sarah Savitt），以及 Penguin USA 出版社的琳西・錫沃里（Lindsey Schwoeri）和葛雷欽・施密特（Gretchen Schmidt），還有這些人的同事。我真是三生有幸，可以有這麼多人審視我的文稿，甚至是以我方便的時間為主。

如果沒有英國流產協會露絲・班特・亞提克（Ruth Bender Atik）多年來的協助，

這本書也不可能出版。瑪蒂達和佛羅倫斯去世不久，我和露絲初次見面，從此以後她就見識過各種樣貌的我。她的行程滿檔，我都不知道她是怎麼擠出時間，來閱讀和評論我的計畫書和初稿。如果沒有她的「認可」，我根本沒有信心繼續寫下去。

那些年跟我諮商面談過的女性也是這本書的幕後大功臣。我很感激那些信任我，願意跟我分享親身經驗，讓我更加了解流產和人類境況的人。

我最感謝的人還是大衛。感謝他永遠信任我，在我忙著寫作的時候，自願負擔比較多的家務，毫無怨言，幫我很多忙。他也是我寶寶的父親，我要謝謝他的大方和勇敢，讓我寫出他的私生活。如果沒有大衛，我根本做不成，也做不了任何有意義的事情。

序言註解

1 英國流產協會（Miscarriage Association）和湯米母嬰慈善機構（Tommy's）皆指出，每四次懷孕就有一次會流產，但其實很多人是不自覺流產，或者沒有主動通報，實在難以確認真正的流產次數，所以每篇研究報告的估計結果不一。大多數研究報告都認為，大約每四次懷孕就有一次會流產（亦即寶寶在懷孕二十四週前死亡）。但也有專門探討受孕和早期妊娠的研究發現更高的流產率，每三次懷孕就有一次會流產。我們一般說，「每四次就有一次流產」，似乎就是綜合這些研究。Maconochie N., Doyle P., Prior S., Simmons R., Risk factors for first trimester miscarriage – results from a UK-population-based case-control study. *BJOG: An International Journal of Obstetrics & Gynaecology*, 114(2):170-86.

2 Bardos, J., Hercz, D., Friedenthal, J., Missmer, S. A. and Williams, Z., 2015. A national survey on public perceptions of miscarriage. *Obstetrics & Gynecology*, 125(6), p. 1313. 美國把流產週數上限訂為二十週（各州還有不同的體重規定）。

3 https://www.tommys.org/our-organisation/charity-research/ pregnancy-statistics

4 Births in England and Wales: 2015, Office for National Statistics, 13 July 2016 https://www.ons.gov.uk/peoplepopulationandcommunity/birthsdeathsandmarriages/livebirths/bulletins/ birthsummarytablesenglandandwales/2015

5 每份研究報告所引用的統計數據不一：有的指出懷孕十二週以上的流產機率為百分之一，Wilcox, A. J., Weinberg, C. R., O'Connor, J. F., Baird, D. D., Schlatterer, J. P., Canfield, R. E., Armstrong, E. G. and Nisula, B. C., 1988. Incidence of early loss of pregnancy. *New England Journal of Medicine*, 319(4), pp.189–94，有的指出懷孕十二週至二十二週的流產率為百分之四，Larsen, E. C., Christiansen, O. B., Kolte, A. M. and Macklon, N., 2013. New insights into mechanisms behind miscarriage. BMC Medicine, 11(1), p. 154。更令人困惑的是，湯米母嬰慈善機構竟表示，懷孕十二週以下的流產機率高達百分之八十五。https://www.tommys.org/

pregnancy-information/im-pregnant/ early-days-pregnancy/how-common-miscarriage

6 倫敦大學學院（ＵＣＬ）首席研究員蘇西・基爾蕭（Susie Kilshaw ）探討流產在卡達這個國家有什麼影響，也跟我分享其他有趣的人類學研究，例如：艾莉卡・范德・席普特（Erica van der Sjipt）在羅馬尼亞和喀麥隆的研究。我寫這本書的時候，她還跟凱蒂・伯格（Katie Borg）合編國際研究專書，名為《未有定論的流產：一個牽涉到社會、醫療和概念的問題》（*Negotiating Miscarriage: A social, medical and conceptual problem, Oxford: Berghahn Books*）。我本身也看過伊朗、臺灣、日本和香港的流產經驗研究。

7 Layne, L. L., 2002. *Motherhood Lost: A Feminist Account of Pregnancy Loss in America*. Oxford: Routledge, p. 240.

CHAPTER 1 註解

1 人類絨毛膜促性腺激素（ｈＣＧ）是由胎盤滋養層細胞分泌。

2 ‘Silenced Voices’, Times Literary Supplement, 5 December 2017.

3 McClive, C. and King, H., 2007. ‘When is a foetus not a foetus? Diagnosing false conceptions in early modern France.’ In Dasen, Veronique ed. *L’ Embryon humain à travers l’histoire: Images, savoirs et rites. Testimonia. Gollion*: Infolio, pp. 223–38.

4 Duden, B., 1991. The Woman Beneath the Skin: A Doctor’s Patients in Eighteenth-century Germany. Cambridge, MA: Harvard University Press.

5 Keller, E., 2000. ‘Embryonic Individuals: The Rhetoric of Seventeenth- century Embryology and the Construction of Early-modern Identity’, *Eighteenth-century Studies* 33 (3), p. 328.

6 Olszynko-Gryn, J., 2017. The feminist appropriation of pregnancy testing in 1970s Britain. *Women's History Review*, pp. 1–26.

7 這個說法可能也有政治目的，比方反墮胎運動的支持者，可能利用這種想像來限制女性的選擇權。

8 https://www.whattoexpect.com/pregnancy/week-by-week/ week-6.aspx

9 Cusk, R., 2002. *A Life's Work: On Becoming a Mother*. New York: Picador US, p. 21.

10 Janet L. Sha, 1990. *Mothers of Thyme: Customs and Rituals of Infertility and Miscarriage*. Ann Arbor, MI: Lida Rose Press, p. 65.

11 Noh, N. I. and Yeom, H. A., 2017. Development of the Korean Paternal-Fetal Attachment Scale (K-PAFAS). *Asian Nursing Research*.

12 *A Life's Work*, Cusk, p. 31. And for more on prescriptions upon pregnant women: Lupton, D., 2012. 'Precious cargo': Foetal subjects, risk and reproductive citizenship. *Critical Public Health*, 22(3), pp. 329–40.

13 https://www.whattoexpect.com/pregnancy/week-by-week/ week-9.aspx

14 Stormer, N., 2003. Seeing the fetus: the role of technology and image in the maternal-fetal relationship. *JAMA: Journal of the American Medical Association*, 289(13), p. 1700.

15 Kennell, J. H., Slyter, H. and Klaus, M. H., 1970. The mourning response of parents to the death of a newborn infant. *New England Journal of Medicine*, 283(7), pp. 344–9.

16 Bourne, S. and Lewis, E., 1991. Perinatal bereavement. *British Medical Journal*, 302(6786), p. 1167.

17 Bourne, S., 1968. The psychological effects of stillbirths on women and their doctors. *The Journal of the Royal College of General Practituioners*, 16(2), P. 102.

18 Bourne, S., 1968. The psychological effects of stillbirths on women and their doctors. *The Journal of the Royal College of General Practitioners*, 16(2), p. 102.

19 Hoekzema, E., Barba-Müller, E., Pozzobon, C., Picado, M., Lucco, F., García-García, D., Soliva, J. C., Tobeña,

A., Desco, M., Crone, E. A. and Ballesteros, A., 2017. Pregnancy leads to long-lasting changes in human brain structure. *Nature Neuroscience*, 20(2), pp. 287–96.

20 Alhusen, J. L., 2008. A literature update on maternal–fetal attachment. *Journal of Obstetric, Gynecologic, & Neonatal Nursing*, 37(3), pp. 315–28.

21 我很感謝伊莎貝爾・戴維斯（Isabel Davis）博士跟我暢談這個話題。

22 文中提到有十二位女性「相信自己有懷孕」。

23 Campos, S. J. and Link, D., 2016. 'Pseudocyesis', *The Journal for Nurse Practitioners*, 12 (6), pp. 390–94, quotes an incidence of 1–6/22,000 births in the Western world.

24 Seeman, M. V., 2014. Pseudocyesis, delusional pregnancy, and psychosis: The birth of a delusion. *WJCC: World Journal of Clinical Cases*, 2(8), p. 338. 我跟倫敦執業五十年的產科醫生聊過，他說在倫敦沒有見過假性懷孕的病例，一九六〇年代他在南非祖魯蘭（Zululand）倒是有過。當時男性要到遠方的礦場工作養家，夫妻一年見不到幾次面，相聚時間太短，又面臨強大的傳宗接代壓力。大概是這些女性很想生孩子，加上文化對她們的期待，導致她們深信有寶寶在體內長大；肚子會隆起，也會有孕吐的症狀。

25 「空包彈」這個難聽的名詞，也是在挑戰「正常」的受孕。「空包彈」意指胚胎完全無法發育，或者一下子就停止發育，但胚囊仍持續長大。

26 www.miscarriageassociation.org.uk/story/dear-mother-crying-baby/

27 https://www.sciencedaily.com/releases/2018/07/180703084127.htm

28 *The Weekly News*, published in Dundee, Scotland. As viewed on https://www.louisejoybrown.com/book

29 Copus, J., 2012. *The World's Two Smallest Humans*. London: Faber.

30 Ellison, D. and Karpin, I., 2011. Embryo disposition and the new death scene. *Cultural Studies Review*, 17(1), p. 81.

CHAPTER 2 註解

1 每份研究報告引用的統計數據都不一樣：有的指出懷孕十二週以上的流產機率為百分之一，Wilcox, A. J., Weinberg, C. R., O'Connor, J. F., Baird, D. D., Schlatterer, J. P., Canfield, R. E., Armstrong, E. G. and Nisula, B. C., 1988. Incidence of early loss of pregnancy. *New England Journal of Medicine*, 319(4), pp. 189–94。有的指出懷孕十二週至二十二週的流產機率為百分之四，Larsen, E. C., Christiansen, O. B., Kolte, A. M. and Macklon, N., 2013. New insights into mechanisms behind miscarriage. *BMC Medicine*, 11(1), p. 154。更令人困惑的是，湯米母嬰慈善機構竟表示，懷孕十二週以下的流產機率高達百分之八十五。https://www.tommys.org/pregnancy-information/im-pregnant/early-days-pregnancy/ how-common-miscarriage

2 Larsen, E. C., Christiansen, O. B., Kolte, A. M. and Macklon, N., 2013. New insights into mechanisms behind miscarriage. *BMC Medicine*, 11(1), p. 154.

3 最近發起的「生育教育計畫」（Fertility Education Initiative）。https:// britishfertilitysociety.org.uk/fei/

4 Murkoff, H., 2016. *What to Expect When You're Expecting*. New York: Workman Publishing. 現在已經再刷到第五版，我的應該是第二版。

5 英國皇家婦產科學院（ＲＣＯＧ）就有針對這個問題，發起「女性的聲音計畫」。

6 審訂者註：應該是因為不明原因的流產占整體因素百分之四十，尤其懷孕初期變因很多，才會覺得較少重視或預防。

7 McClive, C., 2002. The Hidden Truths of the Belly: The Uncertainties of Pregnancy in Early Modern Europe: Society for the Social History of Medicine Student Prize Essay 1999, Runner-up. *Social History of Medicine*, 15(2), pp. 209–27. 這本書關注「用肚子來求情」的案例。

8 NICE 2010 Pain and Bleeding in Early Pregnancy: Final Scope. 這個數據意指在醫院或診所接受的「二級醫療」（secondary care）。

9 一直有人想統合第一孕期的分類和術語，但是到底能不能成功，就只有時間可以證明了。

10 MacWilliams, K., Hughes, J., Aston, M., Field, S. and Moffatt, F. W., 2016. Understanding the experience of miscarriage in the emergency department. *Journal of Emergency Nursing*, 42(6), pp. 504–12.

11 二〇一七年英格蘭發布的全國悲傷輔導流程（National Bereavement Care Pathway），也有處理這個問題。

12 www.nationalperinatal.org/ ED Position Statement 2. 更晚近的資料，可以參考 Catlin, A., 2018. Interdisciplinary guidelines for care of women presenting to the emergency department with pregnancy loss. *MCN: The American Journal of Maternal/Child Nursing*, 43(1), pp. 13–18.

13 MacWilliams, K., Hughes, J., Aston, M., Field, S., Moffatt, F. W., 2016. Understanding the experience of miscarriage in the emergency department. *Journal of Emergency Nursing*, 42(6) pp. 504–12.

14 奧克蘭流產關懷組織（The Miscarriage Support Auckland ）的官網，如實介紹早期流產可能的歷程，是非常難得的資料。https://www. miscarriagesupport.org.nz

15 Betts, D., Dahlen, H. G. and Smith, C. A., 2014. A search for hope and understanding: an analysis of threatened miscarriage internet forums. *Midwifery*, 30(6), pp. 650–56.

16 https://cks.nice.org.uk/miscarriage

17 Raymond, A., 1997. ‘A heart terrifying sorrow’: An occasional piece on the poetry of miscarriage. *Papers on Language and Literature*, 33(1), p. 13.

18 https://www.youtube.com/watch?v=3ytcVF2Il8E

19 二〇一八年一月查閱。我每次校稿時，都發現點閱率又飆升了。

20 Withycombe, S. K., 2015. From women’s expectations to scientific specimens: the fate of miscarriage materials in nineteenth-century America. Social History of Medicine, 28(2), pp. 245–62.

21 懷孕十週以下的偶發性流產，大多是因為染色體數目隨機異常，包括三染色體、單染色體或多倍染色體。McBride, K. L. and Beirne, J. P., 2014. Recurrent miscarriage. *InnovAiT*, 7(1), pp. 25–34.

22 Nikčević, A. V. and Nicolaides, K. H., 2014. Search for meaning, finding meaning and adjustment in women following miscarriage: A longitudinal study. *Psychology & Health*, 29(1), pp. 50–63.
23 Read, S.L., 2016. 'Thanksgiving After Twice Miscarrying': Divine will and miscarriage in Early Modern England. *Women's* History, 2(5), pp. 11–15.
24 Stivala, J., 2015. Malaria and Miscarriage in Ancient Rome. *Canadian Bulletin of Medical History*, 32(1), pp. 143–61.
25 Reinharz, S., 1988. Controlling women's lives: A cross- cultural interpretation of miscarriage accounts. *Research in the Sociology of Health Care*, 7, pp. 3–37.
26 Simmons, R. K., Singh, G., Maconochie, N., Doyle, P. and Green, J., 2006. Experience of miscarriage in the UK: qualitative findings from the National Women's Health Study. *Social Science & Medicine*, 63(7), pp. 1934–46.
27 Rai, R. and Regan, L., 2006. Recurrent miscarriage. *The Lancet*, 368(9535), pp. 601–11.
28 復發性流產：歐洲人類生殖和胚胎學會的指導方針，2017。
29 de La Rochebrochard, E. and Thonneau, P., 2002. Paternal age and maternal age are risk factors for miscarriage; results of a multicentre European study. *Human reproduction*, 17(6), pp.1649–56.
30 Andersen, A. M. N., Wohlfahrt, J., Christens, P., Olsen, J. and Melbye, M., 2000. Maternal age and fetal loss: population-based register linkage study. *British Medical Journal*, 320(7251), pp. 1708–12.
31 Maconochie, N., Doyle, P., Prior, S. and Simmons, R., 2007. Risk factors for first trimester miscarriage – results from a UK population- based case-control study. *BJOG: An International Journal of Obstetrics & Gynaecology*, 114(2), pp. 170–86. 作者群表示，情感創傷、人生大事和工作壓力三者，實際上跟流產的關聯性仍需要進一步的確認。
32 The European Society of Human Reproduction and Embryology developed a clinical practice guideline, published November 2017, for 'Recurrent Pregnancy Loss', p. 25.

33 www.nhs.uk/Conditions/Miscarriage/Pages/Causes.aspx

34 Boivin, J. and Gameiro, S., 2015. Evolution of psychology and counseling in infertility. *Fertility and Sterility*, 104(2), pp. 251–9.

35 Qu, F., Wu, Y., Zhu, Y. H., Barry, J., Ding, T., Baio, G., Muscat, R., Todd, B. K., Wang, F. F. and Hardiman, P. J., 2017. The association between psychological stress and miscarriage: A systematic review and meta-analysis. *Scientific Reports*, 7.

36 Leon, I. G., 1992. *When a Baby Dies: Psychotherapy for Pregnancy and Newborn Loss*. New Haven, CT and London: Yale University Press, p. 49.

37 Hazen, M. A., 2008. Grief and the workplace. *The Academy of Management Perspectives*, 22(3), pp. 78–86. Hazen, M. A., 2003. Societal and workplace responses to perinatal loss: Disenfranchised grief or healing connection. *Human Relations*, 56(2), pp. 147–66.

38 Thompson, N. and Lund, D. A., 2017. *Loss, Grief and Trauma in the Workplace*. Oxford: Routledge.

39 目前英國已經有醫院會提供早期流產寶寶的超音波照片，讓女性和另一半可以做紀念。https:// www.hulldailymail.co.uk/news/hull-east-yorkshire-news/ women-who-suffer-early-miscarriages-1270128

CHAPTER 3 註解

1 關於這部有名的微型小說，我只找得到這個資料來源：'a play based on the legendary lives of Ernest Hemingway', *Papa* by John deGroot, Boise State Univ Bookstore, 1989.

2 研究人員對於早期／晚期流產的數據未有定論。湯米母嬰慈善機構在官網指出，十二週以下的懷孕，每四次就有三次會流產，https://www. tommys.org/our-organisation/charity-research/pregnancy-statistics/miscarriage。其他論文的數據又不一樣，例如：懷孕十二週以上的流產機率為百分之一，Weinberg, C.R., O'Connor, J. F., Baird, D. D., Schlatterer, J. P., Canfield, R. E., Armstrong, E. G. and Nisula, B. C., 1988. Incidence of early loss of pregnancy. *New England Journal of Medicine*, 319(4), pp. 189–94. 最近有一份在都柏林大型產科醫院進行的研究，指出第二妊娠期的流產機率為百分之零點八（Cullen et al., 2017a）。

3 Golombok, S., Perry, B., Burston, A., Murray, C., Mooney-Somers, J., Stevens, M. and Golding, J., 2003. Children with lesbian parents: a community study. *Developmental Psychology*, 39(1), p. 20.

4 www.newfamilysocial.org.uk/resources/research/statistics/

5 Peel, E., 2009. Pregnancy loss in lesbian and bisexual women: an online survey of experiences. *Human Reproduction*, 25(3), pp. 721–7.

6 Peel, E. and Cain, R., 2012. Silent miscarriage and deafening heteronormativity: A British experiential and critical feminist account. *Understanding Reproductive Loss: Perspectives on Life, Death and Fertility*, pp. 79–92。「由於異性戀霸權（heteronormativity）無所不在，不管是女同性戀的經驗，還是異性戀關係之外的女性經驗，都因此遭到邊緣化。」

7 Cosgrove, L., 2004. The aftermath of pregnancy loss: A feminist critique of the literature and implications for treatment. *Women & Therapy*, 27(3–4), pp. 107–22.

8 Gowing, L., 1997. Secret births and infanticide in seventeenth-century England. Past & Present, (156), pp. 87–

115.

9 二〇一六年 Sands 調查研究發現，六十二個醫院信託機構和衛生局之中，百分之六十三有在產科設置一間專用哀傷輔導室。（稽核英國產科的哀傷輔導服務）

10 只有百分之四十一受訪的產科這麼說。

11 Alghamdi, R. and Jarrett, P., 2016. Experiences of student midwives in the care of women with perinatal loss: A qualitative descriptive study. *British Journal of Midwifery*, 24(10), pp. 715–22.

12 Lewis, E., 1979. Mourning by the family after a stillbirth or neonatal death. Archives of *Disease in Childhood*, 54(4), pp. 303–6.

13 McClive, C., 2002. The Hidden Truths of the Belly: The Uncertainties of Pregnancy in Early Modern Europe: Society for the Social History of Medicine Student Prize Essay 1999, Runner-up. *Social History of Medicine*, 15(2), pp. 209–27.

14 Lovell, A., 1983. Some questions of identity: Late miscarriage, stillbirth and perinatal loss. *Social Science & Medicine*, 17(11), pp. 755–61.

15 https://www.rcm.org.uk/news-views-and-analysis/news/nice-clarifies- its-stillbirth-guidelines. 英國國家健康與照顧卓越研究院（NICE）在二〇一四年新版《NICE 產前和產後心理健康須知：臨床管理和服務須知》（https://www.nice.org. uk/guidance/cg192）再次重申。

16 但是我沒有發現任何文獻，探討喪親家屬觀看並擁抱早期流產寶寶的經驗，以及後續引發的效應。

17 Levy, Ariel, 2018. *The Rules Do Not Apply*. London: Little, Brown, pp. 151, 145.

18 http://giftsofremembrance.co.uk/

19 Hochberg, T., 2011. Moments held – photographing perinatal loss. *The Lancet*, 377(9774), pp. 1310–11.

20 Mander, R. and Marshall, R. K., 2003. An historical analysis of the role of paintings and photographs in comforting bereaved parents. Midwifery, 19(3), pp. 230–42.

21 二〇一六年 Sands 調查發現，六十九位受訪者之中，百分之九十一表示他們的產科有提供臨時冰床。

22 一九五三年《出生和死亡登記法》（修正版）。雖然英國和美國承認死產寶寶的法律登記，但不會納入人口普查。反觀澳洲自從二〇一六年，已經把死產寶寶納入人口普查。如果蘿絲出生時有生命跡象，例如：還有呼吸，就可能列為「新生兒死亡」，亦即胎齡二十四週以上，出生時還有生命跡象。

23 事實上並沒有這麼簡單，美國各州的規定不同，況且考慮胎齡和體重就有八種不同的定義。但依照中央聯邦政府建議，出生體重達到三百五十克就必須通報。如果不知道確切體重，胎齡達到二十週也要通報。至於澳洲對死產的定義：胎齡至少二十週或出生體重四百克以上，出生時已無生命跡象的寶寶。

24 Nguyen, R. H. and Wilcox, A. J., 2005. Terms in reproductive and perinatal epidemiology: 2. Perinatal terms. Journal of Epidemiology and Community Health, 59(12), pp. 1019–21.

25 Civil Partnerships, Marriages and Deaths (Registration, etc.) https://services.parliament.uk/bills/2017-19/ civilpartnershipsmarriagesanddeathsregistrationetc.html

26 https://assets.publishing.service.gov.uk/government/uploads/system/uploads/attachment_data/file/693820/Pregnancy_Loss_Review_ToR_ gov.uk.pdf

27 https://www.miscarriageassociation.org.uk/about-us/the-charity/position-statements//

28 Da Silva, F. T., Gonik, B., McMillan, M., Keech, C., Dellicour, S., Bhange, S., Tila, M., Harper, D. M., Woods, C., Kawai, A. T. and Kochhar, S., 2016. Stillbirth: Case definition and guidelines for data collection, analysis, and presentation of maternal immunization safety data. Vaccine, 34(49), p. 6057.

29 *Miscarriage, Ectopic Pregnancy and Molar Pregnancy*. Bereavement Care Pathway, p. 10. Accessible via www.nbcpathway.org.uk/

30 https://www.rememberingbaby.co.uk/

31 Weaver-Hightower, M. B., 2012. Waltzing Matilda: An autoethnography of a father's stillbirth. *Journal of Contemporary Ethnography*, 41(4), pp. 462–91.

32 全國悲傷輔導流程。
33 www.ukamb.org/milk-banks/
34 https://www.hmbana.org/locations
35 www.phillyvoice.com/gratitude-and-grief-mother-donates-breast-milk-following-pregnancy-loss/

CHAPTER 4 註解

1 Recurrent Pregnancy Loss: Guideline of the European Society of Human Reproduction and Embryology, 2017.
2 https://www.reproductivefacts.org/news-and-publications/patient-fact-sheets-and-booklets/documents/fact-sheets-and-info-booklets/what-is-recurrent-pregnancy-loss-rpl/?_ga=2.155439551.581550899.1531557585-1901279129.1531557585
3 Rai, R. and Regan, L., 2006. Recurrent miscarriage. The Lancet, 368(9535), pp. 601–11. 估計有百分之五的女性連續經歷兩次流產。
4 Ockhuijsen, H. D., Boivin, J., van den Hoogen, A. and Macklon, N. S., 2013. Coping after recurrent miscarriage: uncertainty and bracing for the worst. *Journal of Family Planning and Reproductive Health Care*, 39(4), pp. 250–56.
5 Branch, D. W. and Heuser, C., 2010. Recurrent miscarriage. In Reproductive Endocrinology and Infertility. New York, NY: Springer, pp. 281–96.
6 Kolte, A. M., Olsen, L. R., Mikkelsen, E. M., Christiansen, O. B. and Nielsen, H. S., 2015. Depression and emotional stress is highly prevalent among women with recurrent pregnancy loss. *Human Reproduction*, 30(4),

pp. 777–82.

7 https://www.miscarriageassociation.org.uk/information/ for-health-professionals/films-and-good-practice-guides/

8 www.aepu.org.uk/

9 Nietzsche, F., 2017 (trans.). *The Will to Power*. London: Penguin.

10 世界衛生組織（ＷＨＯ）建議過了六個月再懷孕，但我經常聽人說，醫院建議夫妻過了三個月即可再懷孕。

11 Kangatharan, C., Labram, S. and Bhattacharya, S., 2016. Interpregnancy interval following miscarriage and adverse pregnancy outcomes: systematic review and meta-analysis. *Human Reproduction Update*, 23(2), pp. 221–31.

12 Bailey, S., Bailey, C., Boivin, J., Cheong, Y., Reading, I. and Macklon, N., 2015. A feasibility study for a randomised controlled trial of the Positive Reappraisal Coping Intervention, a novel supportive technique for recurrent miscarriage. *BMJ Open*, 5(4), p. e007322.

13 Mehran, P., Simbar, M., Shams, J., Ramezani-Tehrani, F. and Nasiri, N., 2013. History of perinatal loss and maternal–fetal attachment behaviors. *Women and Birth*, 26(3), pp. 185–9.

14 https://www.etsy.com/listing/229233999/fertility-belt-for-reproductive-health

15 Evans, J. and Read, S., 2015. 'Before midnight she had miscarried'. Women, Men, and Miscarriage in Early Modern England. *Journal of Family History*, 40(1), pp. 3–23.

16 Shildrick, M., 2000. Maternal imagination: reconceiving first impressions. *Rethinking History*, 4(3), pp. 243–60.

17 Bailey, S., Bailey, C., Boivin, J., Cheong, Y., Reading, I. and Macklon, N., 2015. A feasibility study for a randomised controlled trial of the Positive Reappraisal Coping Intervention, a novel supportive technique for recurrent miscarriage. *BMJ Open*, 5(4), p. e007322.

18 Magee, P. L., MacLeod, A. K., Tata, P. and Regan, L., 2003. Psychological distress in recurrent miscarriage: the role of prospective thinking and role and goal investment. Journal of Reproductive and *Infant Psychology*, 21(1), pp. 35–47. 這份研究建議大家把心思分散在生活各個層面，以減輕復發性流產所帶來的痛苦。

19 https://ourworldindata.org/child-mortality/

20 Stone, L., 1977. *The Family, Sex and Marriage in England 1500–1800*. London: HarperCollins Publishers, pp. 651–2.

21 Parkes, C. M., 2002. Grief: Lessons from the past, visions for the future. *Death Studies*, 26(5), pp. 367–85.

22 Anselment, R. A., *1995. The Realms of Apollo: Literature and Healing in Seventeenth-century England*. Newark, DE: University of Delaware Press, p. 59, discussing the entries of Elizabeth Freke, 1671–1714.

23 Pollock, L. A., 1990. 'Embarking on a rough passage: the experience of pregnancy in early-modern society', in Fildes, V. (ed.), 2012. *Women as Mothers in Pre-industrial England*. Oxford: Routledge, pp. 39–67.

24 Rich, A., 1979. 'Motherhood in Bondage', in *On Lies, Secrets and Silence*. New York: W. W. Norton & Company, Inc., pp. 195–7.

25 Maher, J., Saugeres, L. To be or not to be a mother? Women negotiating cultural representations of mothering. *Journal of Sociology*. March 2007; 43(1): 5–21

26 https://timhein.com.au/2012/05/22/ the-top-10-most-publicised-abusive-comments-about-julia-gillard/

27 Erikson, E., 1950. *Childhood and Society*. 2nd ed, 1963. New York: W. W. Norton & Company, Inc., p. 370.

28 Withycombe, S. K., 2015. From women's expectations to scientific specimens: the fate of miscarriage materials in nineteenth- century America. *Social History of Medicine*, 28(2), pp. 245–62.

29 Moscrop, A., 2013. 'Miscarriage or abortion?' Understanding the medical language of pregnancy loss in Britain; a historical perspective. *Medical Humanities*, 39(2), pp. 98–104.

30 Clement, E. G., Horvath, S. K., Koelper, N., Sammel, M. D. and Schreiber, C. A., 2017. The language of pregnancy

demise: patient- reported clarity and preferences. *Contraception*, 96(4), p. 300.

31 Van, P., 2012. Conversations, coping, and connectedness: A qualitative study of women who have experienced involuntary pregnancy loss. *OMEGA – Journal of Death and Dying*, 65(1), pp. 71–85.

32 感謝露絲・班特・亞提克（Ruth Bender Atik）做出這個重要的觀察。

33 Duden, B., 1991. The Woman Beneath the Skin: A Doctor's Patients in Eighteenth-century Germany. Cambridge, MA: Harvard University Press.

34 Van den Akker, O. B., 2011. The psychological and social consequences of miscarriage. *Expert Review of Obstetrics & Gynecology*, 6(3), pp. 295–304.

35 Fenstermacher, K. and Hupcey, J. E., 2013. Perinatal bereavement: a principle-based concept analysis. *Journal of Advanced Nursing*, 69(11), pp. 2389–400.

36 Brier, N., 2008. Grief following miscarriage: a comprehensive review of the literature. *Journal of Women's Health*, 17(3), pp. 451–64.

37 Farren, J., Jalmbrant, M., Ameye, L., Joash, K., Mitchell-Jones, N., Tapp, S., Timmerman, D. and Bourne, T., 2016. Post-traumatic stress, anxiety and depression following miscarriage or ectopic pregnancy: a prospective cohort study. *BMJ Open*, 6(11), p. e011864.

38 Kolte, A. M., Olsen, L. R., Mikkelsen, E. M., Christiansen, O. B. and Nielsen, H. S., 2015. Depression and emotional stress is highly prevalent among women with recurrent pregnancy loss. *Human Reproduction*, 30(4), pp. 777–82.

39 Engelhard, I. M., van den Hout, M. A. and Arntz, A., 2001. Post-traumatic stress disorder after pregnancy loss. *General Hospital Psychiatry*, 23(2), pp. 62–6.

40 March, K. S., 1990. Children, Childbearing, and Mothering. *HIMALAYA, the Journal of the Association for Nepal and Himalayan Studies*, 10(1), p. 6.

41 Layne, L. L., 2002. *Motherhood Lost: A Feminist Account of Pregnancy Loss in America*. Oxford: Routledge, p. 48.

42 Rai, R. and Regan, L., 2006. Recurrent miscarriage. *The Lancet*, 368(9535), pp. 601–11. It is thought that 5 per cent of women experience two consecutive miscarriages.

43 Larsen, E. C., Christiansen, O. B., Kolte, A. M. and Macklon, N., 2013. New insights into mechanisms behind miscarriage. *BMC Medicine*, 11(1), p. 154.

44 Stray-Pedersen, B., Stray-Pedersen, S., 1984. Etiologic factors and subsequent reproductive performance in 195 couples with a prior history of habitual abortion. *American Journal of Obstetrics & Gynecology*, 148, pp.140–46. 還有另一則研究，S., Pattison, N. S. and Zanderigo, A., 1991. Recurrent Miscarriage – Outcome After Supportive Care in Early Pregnancy. *Australian and New Zealand Journal of Obstetrics and Gynaecology*, 31(4), pp. 320–22.

45 Clifford, K., Rai, R. and Regan, L., 1997. Future pregnancy outcome in unexplained recurrent first trimester miscarriage. *Human Reproduction*, 12(2), pp. 387–9.

46 Green-top Guideline No. 17, 2011, p. 13.

47 Musters, A. M., Koot, Y. E., van den Boogaard, N. M., Kaaijk, E., Macklon, N. S., van der Veen, F., Nieuwkerk, P. T. and Goddijn, M., 2012. Supportive care for women with recurrent miscarriage: a survey to quantify women's preferences. *Human Reproduction*, 28(2), pp. 398–405.

48 Masson, J. and McCarthy, S., 1995. *When Elephants Weep: The Emotional Lives of Animals*. New York: Delacorte Press, p. 78. Quoted in Davidson, D. and Stahls, H., 2010. Maternal grief: Creating an environment for dialogue. *Journal of the Motherhood Initiative for Research and Community Involvement*, 1(2).

CHAPTER 5 註解

1 Puddifoot, J. E. and Johnson, M. P., 1997. The legitimacy of grieving: The partner's experience at miscarriage. *Social Science & Medicine*, 45(6), pp. 837–45. McCreight, B. S., 2004. A grief ignored: narratives of pregnancy loss from a male perspective. *Sociology of Health & Illness*, 26(3), pp. 326–50. 'Partners Too' survey: www.ucl.ac.uk/news/ news-articles/0714/21072014-partners-of-miscarriage-sufferers-ignore

2 Cohen, J., 2005. *Coming to Term: Uncovering the Truth about Miscarriage*. Boston, MA: Houghton Mifflin Harcourt, p. 9.

3 Machin, A. J., 2015. Mind the gap: The expectation and reality of involved fatherhood. *Fathering*, 13(1), p. 36.

4 www.pewsocialtrends.org/2014/06/05/ growing-number-of-dads-home-with-the-kids/

5 Machin, Mind the gap. *Fathering*.

6 https://www.theguardian.com/money/2018/mar/20/mps-call-for-12-weeks-of-paternity-leave-to-address-gender-pay-gap

7 https://www.mentalhealth.org.uk/news/survey-people-lived-experience-mental-health-problems-reveals-men-less-likely-seek-medical

8 Yousaf, O., Grunfeld, E. A. and Hunter, M. S., 2015. A systematic review of the factors associated with delays in medical and psychological help-seeking among men. *Health Psychology Review*, 9(2), pp. 264–76.

9 https://uk.movember.com/?home

10 Jolly, H., 1976. Family Reactions to Child Bereavement: Family Reactions to Stillbirth. *Proc. Roy. Soc*. Med. Vol 69, 835–7.

11 一直到一九九二年，流產和死產的界線都是以懷孕二十八週為界。

12 Van Bakel, H. J., Maas, A. J. B., Vreeswijk, C. M. and Vingerhoets, A. J., 2013. Pictorial representation of attachment: measuring the parent- fetus relationship in expectant mothers and fathers. *BMC Pregnancy and*

Childbirth, 13(1), p. 138. Brandon, A. R., Pitts, S., Denton, W. H., Stringer, C. A. and Evans, H. M., 2009. A history of the theory of prenatal attachment. *Journal of Prenatal and Perinatal Psychology and Health*, 23(4), p. 201.

13 www.whosyourdaddyapp.com/

14 Evans, J. and Read, S., 2015. 'Before midnight she had miscarried'.Women, Men, and Miscarriage in Early Modern England. *Journal of Family History*, 40(1), pp. 3–23.

15 Evans, J. and Read, S., 2015. 'Before midnight she had miscarried'. Women, Men, and Miscarriage in Early Modern England. *Journal of Family History*, 40(1), pp. 3–23.

16 McCreight, B. S., 2004. A grief ignored: narratives of pregnancy loss from a male perspective. *Sociology of Health & Illness*, 26(3), pp. 326–50.

17 Martin, T. L. and Doka, K. J., 2000. *Men Don't Cry, Women Do: Transcending Gender Stereotypes of Grief*. Oxford: Psychology Press (Routledge).

18 Holst-Warhaft, G., 1992. *Dangerous Voices: Women's Laments and Greek Literature*. Oxford: Routledge.

19 都柏林的愛爾蘭傳統音樂檔案庫。

20 我諮商室書架上有一本暢銷書，也是肯定我們的經驗。*If Men Could Talk: Translating the Secret Language of Men* by Alon Gratch, 2001. New York: Little, Brown.

21 近期研究也證實，現在男性的精蟲數目大幅減少。https://academic.oup.com/humupd/ article-abstract/23/6/646/4035689?redirectedFrom=fulltext

22 Lohan, M., 2015. Advancing research on men and reproduction. *International Journal of Men's Health*, 14(3), p. 214. Quoting Cynthia Daniels, 2006. *Exposing Men: The science and politics of male reproduction*. Oxford: OUP.

23 Puddifoot and Johnson, The legitimacy of grieving, p. 839.

24 Daddys With Angels 便是在流產後提供男性哀傷輔導。 https://www. daddyswithangels.org/

25 Brennan, A., Ayers, S., Ahmed, H. and Marshall-Lucette, S., 2007. A critical review of the Couvade syndrome: the pregnant male. *Journal of Reproductive and Infant Psychology*, 25(3), pp.173–89.

26 Kazmierczak, M., Kielbratowska, B., Pastwa-Wojciechowska, B. and Preis, K., 2013. Couvade syndrome among Polish expectant fathers. *Medical Science Monitor: international medical journal of experimental and clinical research*, 19, p. 132.

27 https://www.thesun.co.uk/archives/news/890314/im-pregnant-and-sos-my-boyfriend/ Where *Amanda, 25, said Mike makes a very wimpy mum-to-be*.

28 Draper, J., 2002. 'It was a real good show': the ultrasound scan, fathers and the power of visual knowledge. *Sociology of Health & Illness*, 24(6), pp. 771–95.

29 Locock, L. and Alexander, J., 2006. 'Just a bystander'? Men's place in the process of fetal screening and diagnosis. *Social Science & Medicine*, 62(6), pp. 1349–59.

30 Puddifoot and Johnson, The legitimacy of grieving, p. 839.

31 www.ucl.ac.uk/news/news-articles/0714/21072014-partners-of-miscarriage-sufferers-ignored

32 當然還是有男性會極度不悅。凱薩琳王后在1514年流產後，據傳亨利八世狠狠的嘲弄和責備她。Guy, J., 2014. *Henry VIII (Penguin Monarchs): The Quest for Fame* (Vol. 1). London: Penguin.

33 Gold, K. J., Sen, A. and Hayward, R. A., 2010. Marriage and cohabitation outcomes after pregnancy loss. *Pediatrics*, 125(5), e1202–7.

34 Gerber-Epstein, P., Leichtentritt, R. D. and Benyamini, Y., 2008. The experience of miscarriage in first pregnancy: the women's voices. *Death Studies*, 33(1), pp. 1–29. 這篇論文很重要，因為這是第一批深入探討流產經驗的論文，文中提到女性流產後會去找母親訴苦。

35 Rosenberg, J. P., 2012. 'You can name her': Ritualised grieving by an Australian woman for her stillborn twin. *Health Sociology Review*, 21(4), pp. 406–12. 澳洲把「死產」訂在懷孕二十週以上。

36 Cameron Meyer, M. and Carlton-Ford, S., 2017. 'There but not there': Imagined bonds with siblings never known. *Death Studies*, 41(7), pp. 416–26.

37 Rowe, D., 2012. *My Dearest Enemy, My Dangerous Friend: Making and Breaking Sibling Bonds*. Oxford: Routledge, p. 184.

CHAPTER 6 註解

1 至少有三家英國醫院信託機構，在病患資訊手冊建議流產婦女把流產的寶寶沖掉。引述自 McGuinness, S. and Kuberska, K., 2017.*Report to the Human Tissue Authority on disposal of pregnancy remains (less than 24 weeks' gestational stage)*. Available at https:// deathbeforebirthproject.org/research/htareport2017/ p. 16.

2 https://www.theguardian.com/lifeandstyle/2017/may/13/ hadley-freeman-miscarriage-silence-around-it

3 Schnell, T., 2003. A framework for the study of implicit religion: The psychological theory of implicit religiosity. *Implicit Religion*, 6(2), pp. 86–104.

4 Lensing, V., 2001. Grief support: The role of funeral service. *Journal of Loss and Trauma*, 6(1), pp. 45–63.

5 Sas, C. and Coman, A., 2016. Designing personal grief rituals: An analysis of symbolic objects and actions. *Death studies*, 40(9), pp. 558–69.

6 Boss, P., 2010. The trauma and complicated grief of ambiguous loss. *Pastoral Psychology*, 59 (2), pp. 137–45.

7 然而，國際神學委員會（International Theological Commission）跟未受洗的寶寶父母親保證，他們的寶寶仍有希望獲得救贖。www.vatican.va/ roman_curia/congregations/cfaith/cti_documents/ rc_con_cfaith_doc_20070419_un-baptised-infants_en.html

8 Walsh, M. L., 2017. Emerging Trends in Pregnancy-Loss Memorialization in American Catholicism. *Horizons*, 44(2), pp. 369–98.

9 https://www.miscarriageassociation.org.uk/your-feelings/marking-your-loss/

10 http://saltwaterandhoney.org/blog/a-letter-to-the-churches

11 Brin, D. J., 2004. The use of rituals in grieving for a miscarriage or stillbirth. Women & Therapy, 27(3-4), pp. 123–32.

12 Wheeler, I., 1999. The role of linking objects in parental bereavement. *OMEGA – Journal of Death and Dying*, 38(4), pp. 289–96.

13 https://www.hey.nhs.uk/news/2016/12/06/special-memory-boxes- set-ease-grief-early-pregnancy-loss/ and

14 https://www.simbacharity.org.uk/what-we-do/memory-boxes/

15 感謝克蕾兒・亞齊伯（Clare Archibald）同意我引述她的詩。這首詩是她為了白麋鹿畫廊（White Moose Gallery）的產後生活計畫（Project AfterBirth）而寫的。https://www.whitemoose.co.uk/project-afterbirth-projects

16 www.kidspot.com.au/parenting/real-life/in-the-news/couples-are-turning-extra-ivf-embryos-into-jewellery

17 Brin, D. J., The use of rituals in grieving for a miscarriage or stillbirth.

18 McGuinness, S., and Kuberska, K., 2017. Report to the Human Tissue Authority on disposal of pregnancy remains (less than 24 weeks' gestational stage). Available at https://deathbeforebirthproject.org/research/htareport2017/.

19 Polkinghorne, J., Review of the Guidance on the Research Use of Fetuses and Fetal Material. Presented to Parliament by Command of Her Majesty, July 1989.

20 Human Tissue Authority Code of Practice – The removal, storage and disposal of human organs and tissue: Code 5 July 2006, Appendix B–B5.

21 Sensitive disposal of all fetal remains: Guidance for nurses and midwives, Royal College of Nursing, 2007.

22 Channel 4 *Dispatches* programme, 'Amanda Holden: Exposing Hospital Heartache' March 2014.

23 https://www.sehd.scot.nhs.uk/cmo/CMO(2012)07.pdf

24 Woodthorpe, K., 2012. *Baby gardens: A privilege or predicament?* Farnham: Ashgate, pp. 143–54.

25 https://www.theguardian.com/lifeandstyle/2017/may/13/ hadley-freeman-miscarriage-silence-around-it

26 The Sensitive Disposal of Fetal Remains: Policy and Guidance for Burial and Cremation Authorities and Companies (Institute of Cemetery and Crematorium Management, 2015)

27 這段話是我在二〇一七年十一月七日看到的。

28 Walter, T., 2015. New mourners, old mourners: online memorial culture as a chapter in the history of mourning. *New Review of Hypermedia and Multimedia*, 21(1-2), pp. 10–24.

29 https://www.tommys.org/miscourage

30 Herrera, H., 1993. *Frida Kahlo: The Paintings*. London: Bloomsbury, p. 75.

31 Doka, K. J. ed., 1989. *Disenfranchised Grief: Recognizing Hidden Sorrow*, pp. 187–98. Lexington, MA: Lexington Books.

32 有一部極為感人的臉書影片，出自十五歲的小媽媽克莉絲緹（Kristie），談到她在晚期流產失去的男寶寶約各（Jacob）。https://www.miscarriageassociation.org.uk/story/kirsties-story/

33 https://www.uk-sands.org/about-sands/media-centre/news/2017/08/national-bereavement-care-pathway-be-piloted-11-sites

34 http://hansard.parliament.uk/commons/2017-10-10/debates/FF772C31-1540-436B-BF50-8E4DD352458A/BabyLossAwarenessWeek

後記註解

1 https://www.tommys.org/our-organisation/charity-research/miscarriage-research-centre

2 http://miscarriagepsp.org/introduction/

生命的邊緣

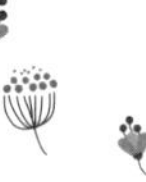

英國療傷心理師獻給女人最強大堅定的支持，流產不該承受漠視、陷入自責，妳能學會溫柔道別，因為愛而悲傷的每一刻

作　　者　茱莉亞・布埃諾 Julia Bueno
審 訂 者　許書華 醫師
譯　　者　謝明珊

主　　編　陳鳳如
責任編輯　劉羽芩
行銷企劃　江柏萱
校　　對　徐惠蓉、陳素雲、劉羽芩
封面設計　莊嫜鈞
內頁設計　李京蓉

法律顧問　建業法律事務所
張少騰律師
地址：台北市 110 信義區信義路五段 7 號 62 樓（台北 101 大樓）
電話：886-2-8101-1973
法律顧問　徐立信律師

監　　製　漢湘文化事業股份有限公司
出 版 者　和平國際文化有限公司
地址：新北市 235 中和區建一路 176 號 12 樓之 1
電話：886-2-2226-3070　傳真：886-2-2226-0198

總 經 銷　昶景國際文化有限公司
地址：新北市 236 土城區民族街 11 號 3 樓
電話：886-2-2269-6367　傳真：886-2-2269-0299
E-mail：service@168books.com.tw

初版一刷　2020 年 12 月
定　　價　依封底定價為準

香港總經銷　和平圖書有限公司
地址：香港柴灣嘉業街 12 號百樂門大廈 17 樓
電話：852-2804-6687　傳真：852-2804-6409

國家圖書館出版品預行編目 (CIP) 資料

生命的邊緣：英國療傷心理師獻給女人最強大堅定的支持，流產不該承受漠視、陷入自責，妳能學會溫柔道別，因為愛而悲傷的每一刻 / 茱莉亞 . 布埃諾 (Julia Bueno) 作；謝明珊譯 . -- 初版 . -- 新北市 : 和平國際文化 , 2020.12
面；　公分
譯自 : Brink of being : talking about miscarriage
ISBN 978-986-371-260-2(平裝)

1. 流產

417.348　　109015383

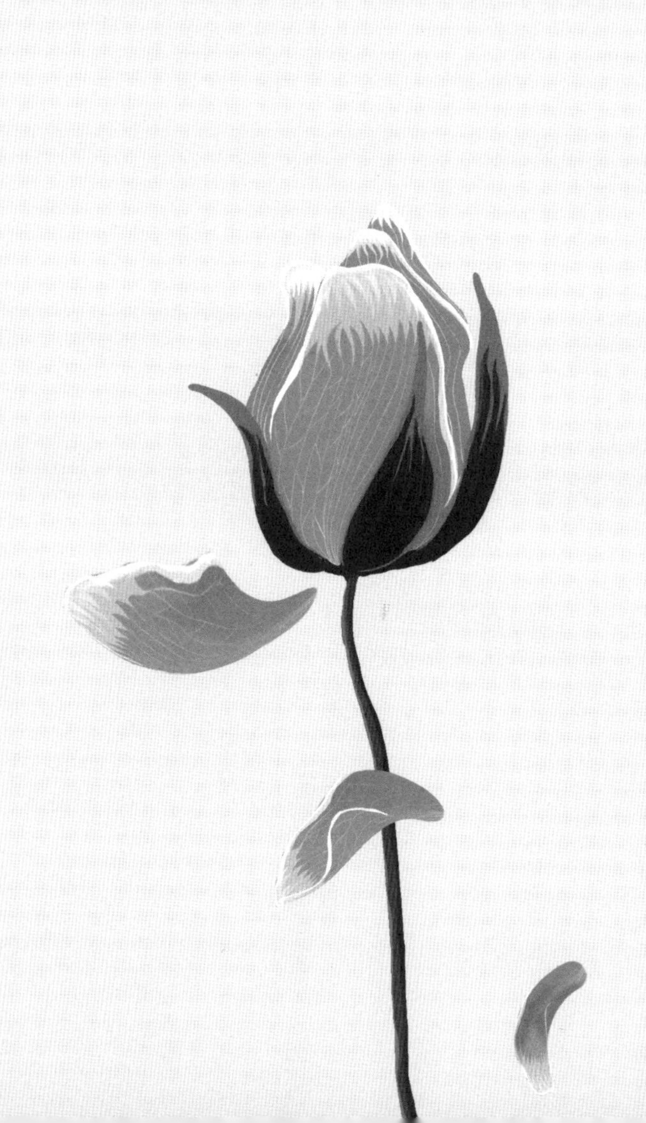

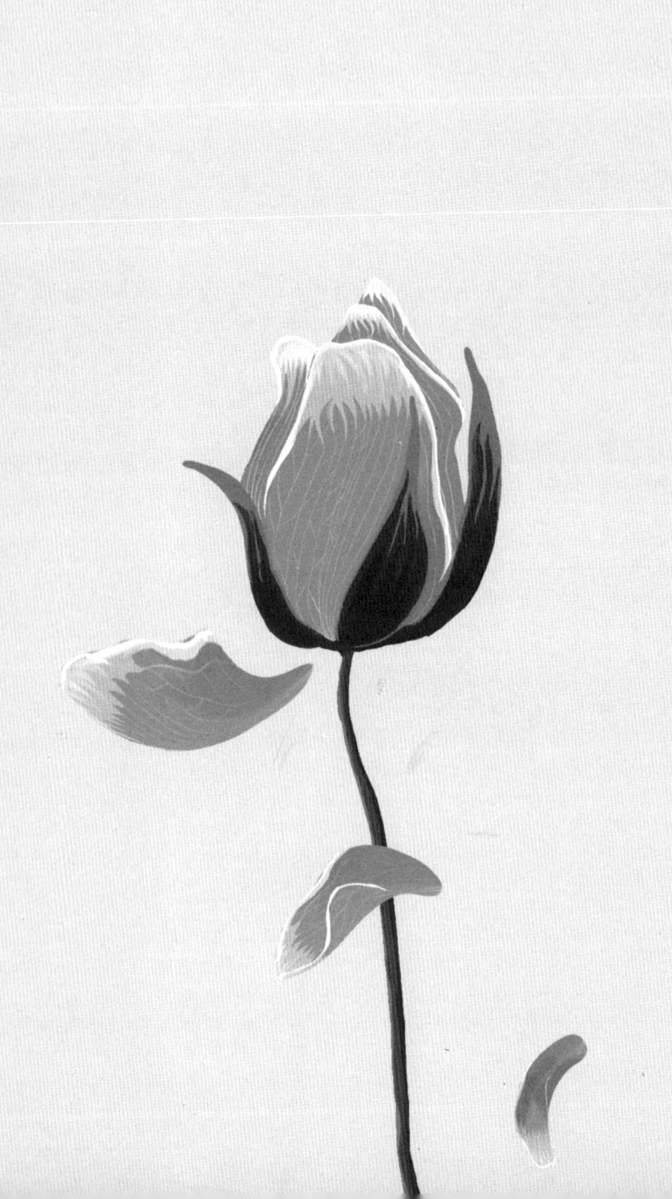